COMUNICAÇÃO COM TERNURA

Apoio:

Bevita

gestão e assessoria em saúde

Unidade Novo Hamburgo

COMUNICAÇÃO COM TERNURA

Estratégias para melhorar o cuidado de pessoas com demência através da linguagem

Leandro Minozzo

Editora Sulina

Capa: Humberto Nunes

Projeto gráfico e editoração: Niura Fernanda

Revisão: Simone Ceré

Editor: Luis Antonio Paim Gomes

Dados Internacionais de Catalogação na Publicação (CIP)
Bibliotecária Responsável: Denise Mari de Andrade Souza - CRB 10/960

M666c Minozzo, Leandro

Comunicação com ternura: estratégias para melhorar o cuidado de pessoas com demência através da linguagem / Leandro Minozzo. - Porto Alegre: Sulina, 2024.
120 p.; 14x21cm.

ISBN: 978-65-5759-158-1

1. Idoso - Cuidados Paliativos. 2. Doença de Alzheimer. 3.Psicoeducação - Demência. 4. Alzheimer - Comunicação. 5. Gerontologia. 6. Demência. 7. Geriatria I. Título.

CDU: 616.892.3
CDD: 616.831

EDITORA MERIDIONAL LTDA.

Rua Leopoldo Bier, 644, 4º andar – Santana
CEP. 90620-100 – Porto Alegre/RS
Fone: (0xx51) 3110.9801
www.editorasulina.com.br
e-mail: sulina@editorasulina.com.br

Agosto/2024
IMPRESSO NO BRASIL/PRINTED IN BRAZIL

SUMÁRIO

APRESENTAÇÃO

A presença de alteração comportamental em pacientes com demência é frequente, causa grande transtornos aos cuidadores e às famílias e representa um grande motivador de consultas médicas ambulatoriais, idas à urgência e realização de exames complementares. Associa-se a esta situação a falta de educação para a vida na educação básica, que envolve debates sobre cuidados paliativos e de temas relacionados ao envelhecimento nas escolas, baixo nível de capacitação dos profissionais de saúde na assistência da pessoa idosa, falta de meios de capacitação adequada aos cuidadores formais e informais e o baixo envolvimento da sociedade civil nesta temática.

Um erro frequente no manejo dos pacientes com alterações comportamentais é a abordagem farmacológica hipertrofiada, a despeito das estratégias de tratamento não farmacológico. Geralmente, o resultado desta atuação inadequada é a polifarmácia, quedas, internações hospitalares, cuidadores com elevado nível de sobrecarga, sentimento de culpa e fracasso dos familiares e um declínio funcional acelerado.

Todo profissional de saúde deve reservar um tempo especial das consultas ou período de atendimento de reabilitação para instrumentar as famílias e cuidadores de pacientes com demência sobre as medidas não farmacológicas para abordagem das alterações comportamentais. Estas medidas, além de constituir a primeira linha de tratamento, empoderam as famílias para o cuidado adequado e de valor para seus entes.

O livro *Comunicação com Ternura*, do geriatra Leandro Minozzo, representa um importante instrumento de empoderamento para as famílias de pacientes com demência, assim como para cuidadores de idosos. A abordagem não farmacológica é apresentada com linguagem clara, com exemplos para facilitar a compreensão e maneira bem didática. O livro, como descrito no título, centra o alvo na comunicação. A forma correta e assertiva de comunicação com pessoas com demência é fundamental na abordagem não farmacológica. Medidas como não corrigir todos os erros nas falas das pessoas com demência, evitar dizer "não" e "está errado" e participar das histórias apesar dos diversos erros e confabulações apresentam grande impacto no comportamento, além de manter a pessoa com demência com um papel claro e definido dentro das famílias.

Dr. Marco Tulio Cintra

Médico geriatra. Professor de medicina da Universidade Federal de Minas Gerais (UFMG).
Presidente da Sociedade Brasileira de Geriatria e de Gerontologia (SBGG)

PREFÁCIO

A vida com a doença de Alzheimer ou outro distúrbio cognitivo traz novos desafios para quem recebe o diagnóstico e, também, para a família. Os processos de aceitação e de aprendizagem exigem energia emocional e muita resiliência. Ao mesmo tempo, abordar essa condição de maneira positiva facilita a jornada, permite construir novos afetos e restabelecer vínculos muitas vezes perdidos na agitação do cotidiano.

Um dos aspectos centrais na jornada de cuidado são as estratégias de comunicação. À medida que o tempo avança, a capacidade da pessoa com demência de se expressar verbalmente de modo claro e compreensível para os outros é comprometida. Da mesma forma, torna-se desafiador para ela compreender aquilo que lhe é dito, e sua capacidade de processar informações diminui.

Este material, elaborado pelo Dr. Leandro Minozzo, é uma ferramenta valiosa que pode te ajudar a entender essas circunstâncias e responder adequadamente a elas. Conhecer as estratégias que ele apresenta, de modo claro, sensível e objetivo, é o primeiro passo para assegurar uma melhor qualidade de vida não apenas para a pessoa sob seus cuidados, mas principalmente para você, que a acompanha nessa jornada. Estou convencida de que o conhecimento e a aplicação das estratégias oferecidas pelo Dr. Leandro Minozzo neste material não apenas enriquecerão sua compreensão das complexidades da vida com demência, mas também te capacitarão para lidar com esses desafios de maneira mais eficaz e segura. Que este recurso se torne um aliado na sua jornada de cuidado!

Elaine Mateus

Professora aposentada, linguista, fundadora do Instituto Não Me Esqueças, presidente da Federação Brasileira das Associações de Alzheimer (Febraz)

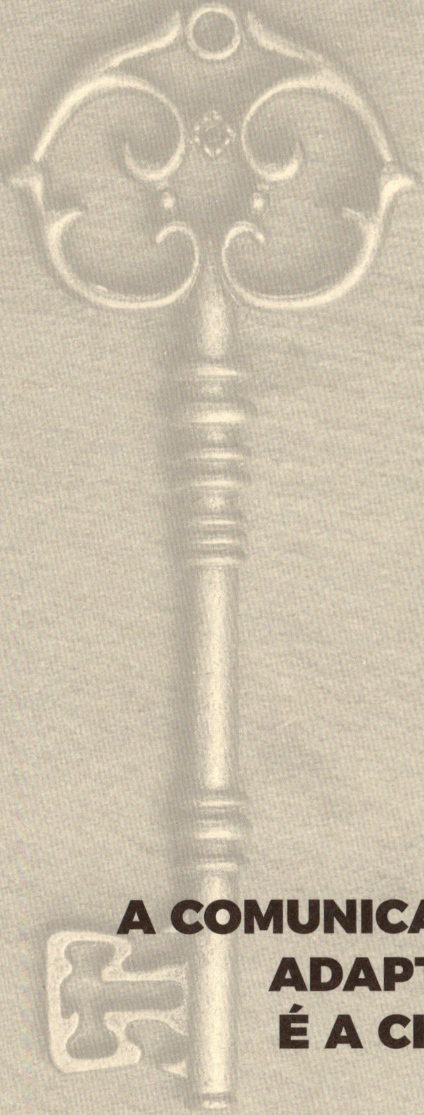

1

A COMUNICAÇÃO ADAPTADA É A CHAVE

> *Pequenas mudanças podem transformar grandes dificuldades.*

Cuidar de uma pessoa idosa pode ser extremamente desafiador. Quando consideramos pessoas idosas com problemas cognitivos, como aquelas com Alzheimer ou outra forma de demência, as dificuldades costumam ser ainda maiores. Após anos atendendo famílias, identifiquei caminhos que podem facilitar tanto as relações interpessoais quanto o cuidado em si. Um deles, e provavelmente o mais desafiador, é modificar a forma de comunicação. Cuidar bem de uma pessoa idosa e preservar o bem-estar psicológico de todos envolvidos demanda uma mudança importante na forma de falar, gesticular e escutar.

Em relação às pessoas idosas que precisam de cuidados no dia a dia, muitas vezes pensamos que elas apresentam dificuldades apenas na sua memória, no entanto, em casos de demência, como no Alzheimer, por exemplo, não é só a memória que fica prejudicada. Com o passar do tempo, a linguagem, que é a capacidade de compreender sinais visuais e verbais e de expressar-se, passa também a ficar com limitações. Além disso, as capacidades de prestar atenção, de se orientar no tempo e no espaço e de tomar decisões corretas ficam impactadas. Grande parte dos familiares demora até compreender que os problemas vão além da memória e, dessa forma, perdem muito tempo e energia insistindo numa forma de comunicação não adaptada.

Destaco também que a perda auditiva é extremamente frequente a partir dos 70 anos, o que pode tornar a comunicação um desafio ainda maior e precipitar conflitos. E como o familiar ou o cuidador deve agir a partir dessas informações? Será que é adequado mantermos a mesma forma de comunicação como se esse idoso não apresentasse nenhum desses problemas? Será que a chamada teimosia ou as agitações ou irritabilidade não poderiam ser contornadas com outra forma de comunicação? Quem deve tomar a atitude de aprender a se comunicar de maneira adaptada: uma pessoa adoecida com algumas dificuldades cognitivas ou quem preserva bem suas funções mentais?

Não quero afirmar que as alterações psicológicas ou de comportamento das pessoas idosas, em especial com demências, sejam causadas pelos familiares que se comunicam de maneira não adaptada – elas costumam também acontecer por causa da própria doença. O que reforço é que os conflitos na execução de tarefas do cotidiano podem, sim, ser reduzidos de maneira significativa, com menos estresse para o idoso sob cuidado e para o cuidador.

Considere, a partir de hoje, a comunicação adaptada como uma chave. Em momentos de dificuldades, quando houver uma barreira, uma porta, muita relutância, quando seu familiar ou pessoa sob cuidado estiver com um semblante de confusão, de estar desorientado, essa é a chave para que tudo fique bem. O único atalho para que todos fiquem em paz.

2
O LABIRINTO E A IMPORTÂNCIA DA COMUNICAÇÃO ADAPTADA

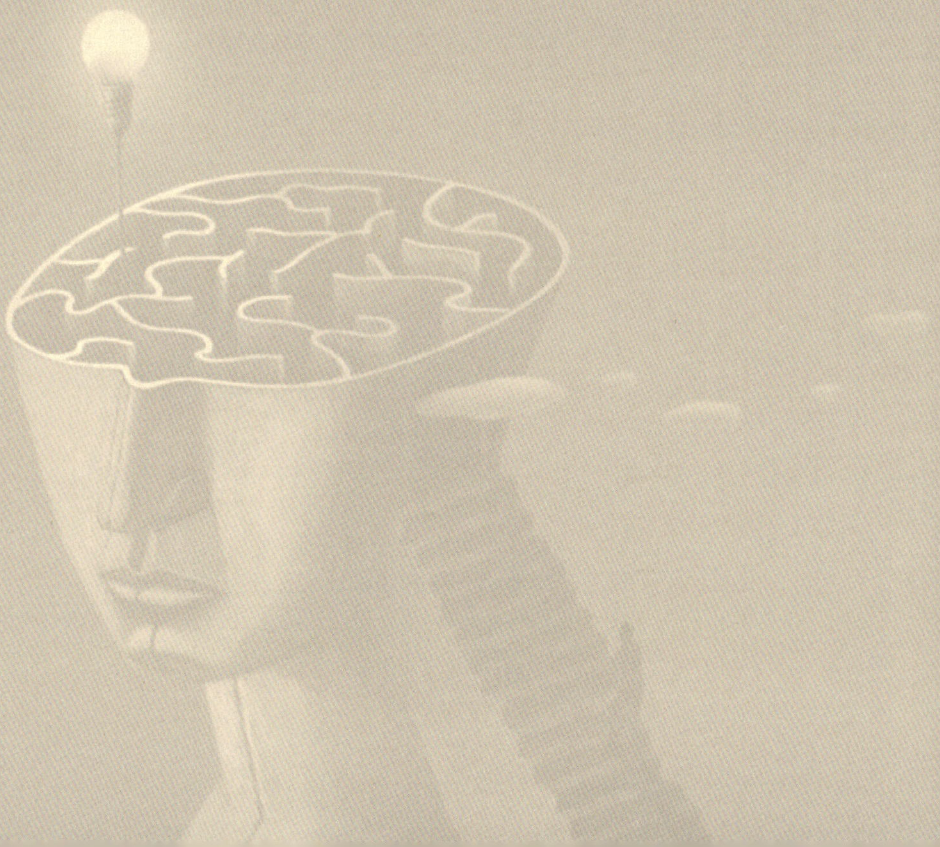

> *É fundamental tentar compreender o que se passa na cabeça de quem vive com demência.*

Além da ideia da comunicação sendo uma chave, também costumo utilizar outra imagem nas aulas e no consultório: a de uma cabeça com um labirinto no lugar do cérebro. Quem convive com pessoas idosas com problemas de memória consegue perceber que, em alguns dias, elas mudam seu semblante, como se estivessem realmente perdidas. É normal, em quadros demenciais, em especial no estágio moderado, que elas se confundam, não reconhecendo onde estão, não reconhecendo as pessoas ao redor, o motivo pelo qual estão sendo conduzidas para outros lugares ou o porquê de realizar determinada tarefa.

Elas não fazem isso por mal ou por pirraça, com a intenção de provocar. Elas também não estão fingindo – são as limitações desse cérebro adoecido que causam essas alterações. Cabe à família e aos profissionais de saúde a tarefa de perceber que a pessoa idosa está passando por um período de confusão e, logo em seguida, tentar acalmá-la e orientá-la até que consiga se organizar. Quem ela é, com quem está falando, onde está, que horas são e quais as tarefas a seguir são informações que a ajudarão a sair dessa situação de estar perdida num labirinto.

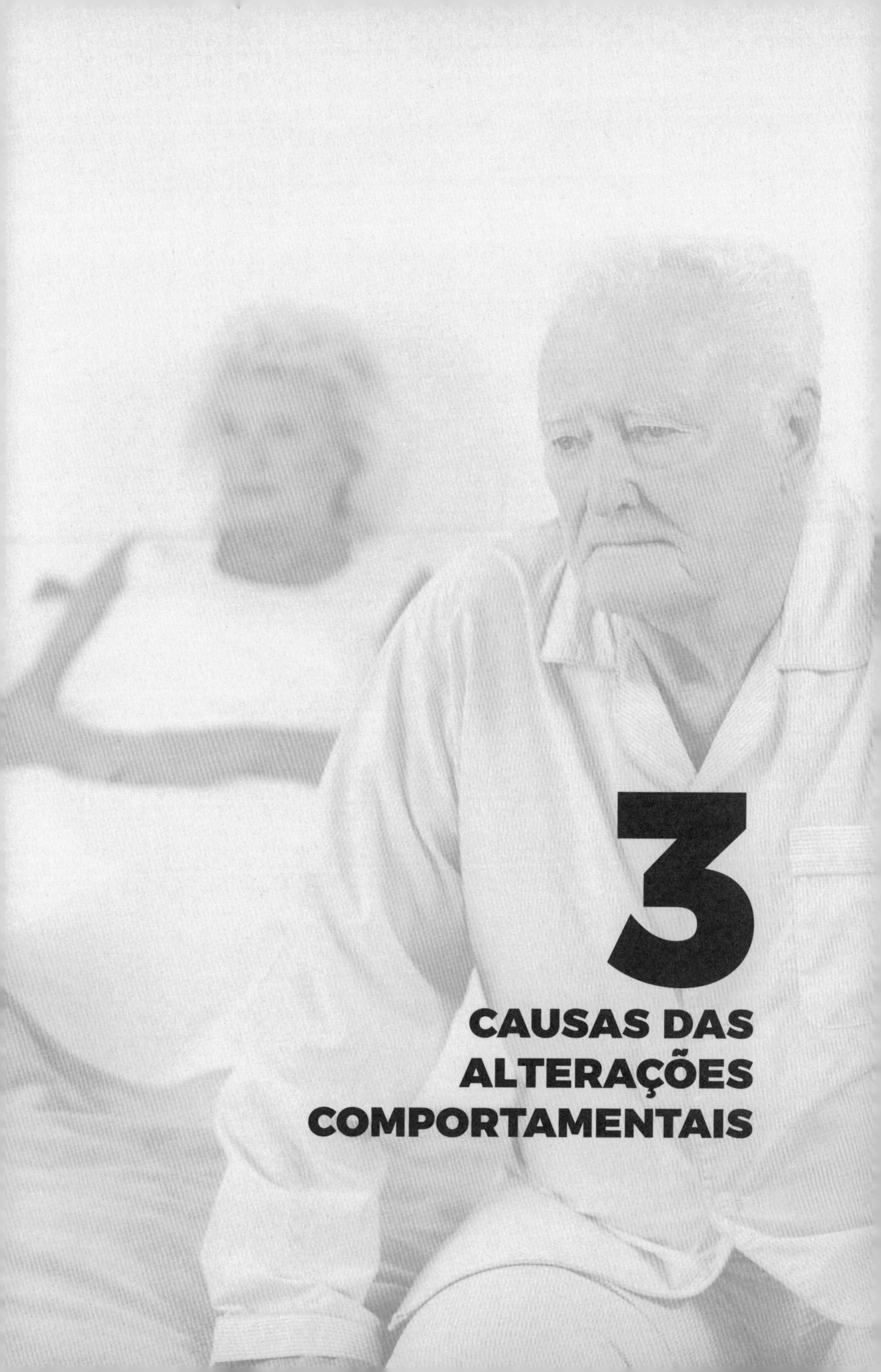

3

CAUSAS DAS ALTERAÇÕES COMPORTAMENTAIS

“A comunicação com ternura pode ajudar na prevenção e no tratamento das alterações comportamentais.”

Cerca de 90% das pessoas acometidas por Alzheimer ou outras demências apresentam mudanças de comportamento ou alterações psicológicas ao longo dos anos. Apatia (que é a perda importante de iniciativa), irritabilidade, depressão, ansiedade e delírios (a criação de histórias que não condizem com a realidade) são as mais comuns.

Diversas pesquisas têm mostrado que a comunicação tem uma dupla relação com essas alterações: ela pode precipitar momentos de irritação, por exemplo, e, ao mesmo tempo, ser a principal forma de remediá-los. Antes de pensarmos em administrar medicamentos para as alterações de comportamento, é fundamental que as estratégias de comunicação sejam, pelo menos, tentadas!

Fique atento: uma piora mais aguda no comportamento, como irritação, agressividade e confusão, pode ser sinal de dor, infecções ou outras alterações. Chamamos isso de *delirium* – um estado confusional agudo que precisa de avaliação médica. No final do livro deixei um glossário com explicações sobre alguns conceitos.

CAUSAS DE ALTERAÇÕES COMPORTAMENTAIS

- Problema de comunicação
- Muito estímulo
- Frustração com tarefas
- Tédio
- Ambiente não familiar
- Desconforto físico ou dor
- Cuidador agitado
- Cansaço

4

COMO ADAPTAR A COMUNICAÇÃO PARA IDOSOS COM PROBLEMAS COGNITIVOS

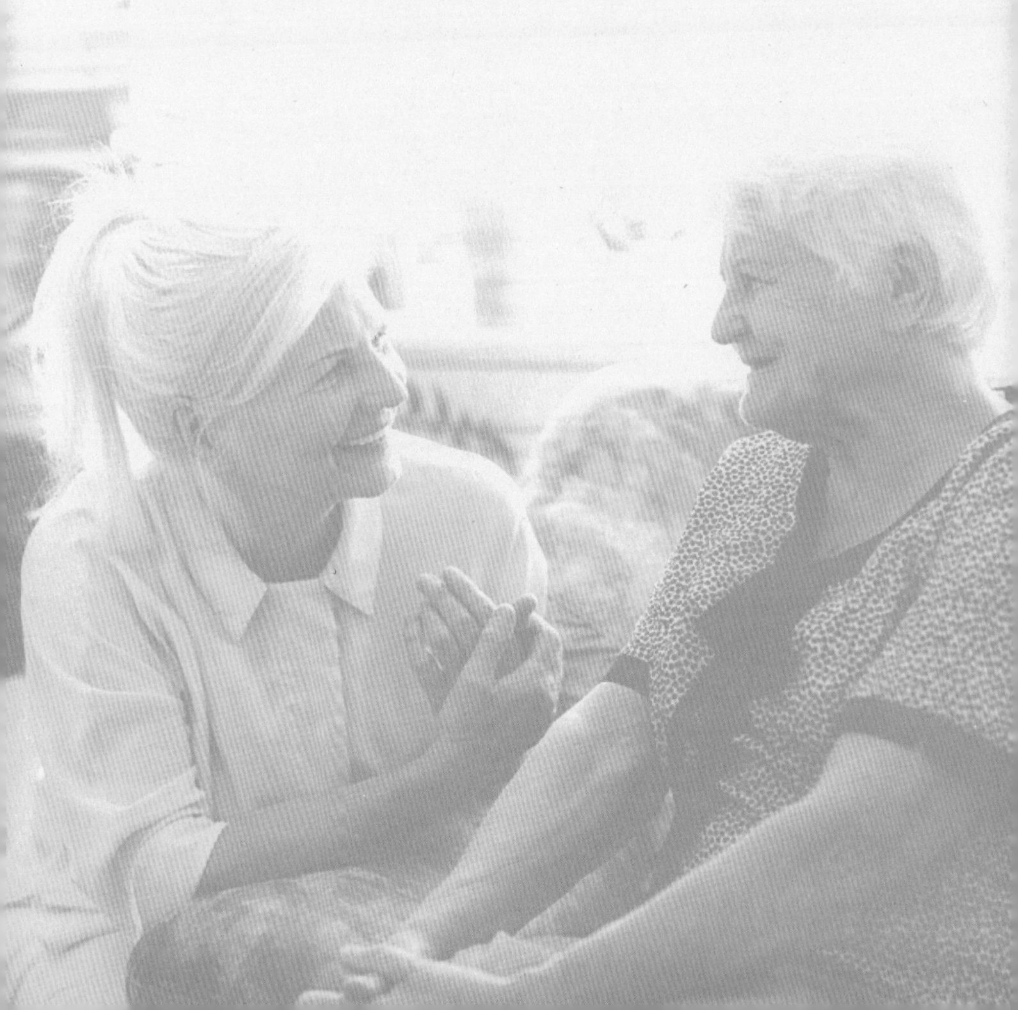

“Comunicação adaptada: um caminho já apontado pela medicina há muito tempo.”

Não é de hoje que especialistas orientam como deve ser a comunicação com pessoas adoecidas. Há cerca de 200 anos, o psiquiatra francês Phillipe Pinel deu os rumos para a comunicação adaptada e eles são ainda bastante atuais:

1. Fale com brandura, calma e cordialidade (não falar agressivamente, grosseiramente ou às pressas).
2. Posicione-se, em seu discurso, a favor da pessoa, já que você é o principal aliado dela nesse momento de dificuldade (lembre-se do labirinto!).
3. Sempre procure dar esperança (não retirar a esperança é fundamental!).

Existem diversas listas de dicas para melhorar a comunicação com pessoas idosas, em especial aquelas com dificuldades cognitivas. No entanto, mais importante que decorar essas dicas, acho fundamental que você compreenda o funcionamento da cabeça do seu familiar ou da pessoa sob cuidado, os motivos para adaptar a sua forma de falar e de ouvir e, faço questão de destacar, que o foco principal seja sempre o bem-estar de todos.

Sei que a maioria das pessoas é extremamente racional e, dessa forma, não tolera bem que histórias e versões sejam mal contadas pelos familiares. E, nas demências, eles tendem a criá-las, isso é o esperado. Também sei que muitos cuidadores não conhecem bem sobre as doenças que prejudicam a cognição – há muitos que ficam meses e anos em negação e tantos outros que acham que o idoso com esquecimento faz tudo de propósito. Porém, fazer as coisas e agir dessa forma traz ainda mais sofrimento.

Não é mais sobre fazer as coisas do próprio jeito, como era antes, mas fazê-las de maneira adaptada, considerando uma nova forma de pensar e agir do seu familiar ou da pessoa sob seu cuidado. Se antes era normal uma comunicação mais ríspida ou com piadinhas frequentes, se as discussões faziam parte da normalidade, agora é necessário fazer diferente!

Vou deixar orientações e responder às perguntas mais frequentes que envolvem como se comunicar de maneira adequada, com empatia, com ternura e que aumente o bem-estar de todos. Sei que não é nada fácil, em especial para os familiares, a tarefa de cuidado de uma pessoa com demência, mas acredite: a comunicação adequada é fundamental e não há como cuidar bem e não adoecer junto sem aprender como fazê-la.

Mantenha este livro próximo de toda sua família. Se ele passar de mão em mão, melhor ainda. Frequentemente, leia algumas páginas, reflita sobre como a comunicação está sendo feita e se desafios novos estão surgindo. Assuma suas dificuldades e tente, a partir do livro, buscar flexibilidade e alternativas, visando sempre usar as boas palavras e tendo como foco o bem-estar e a tranquilidade.

Para os cuidadores profissionais, médicos, enfermeiros, fisioterapeutas, nutricionistas, fonoaudiólogos, gerontólogos que trabalham diariamente com pessoas com transtornos de memória, o pedido é o mesmo: visitem os questionamentos e as reflexões do livro periodicamente. Lembrem-se que a comunicação com ternura é um dos pilares do cuidado ideal e que vocês são os promotores dessa mudança. Em casos mais difíceis, nos quais se percebe o adoecimento dos familiares, os níveis elevados de estresse e o uso de medicamentos sedativos em grande quantidade, não deixem de abordar esse assunto.

5

ESTRATÉGIAS PARA UMA COMUNICAÇÃO ADAPTADA E COM TERNURA

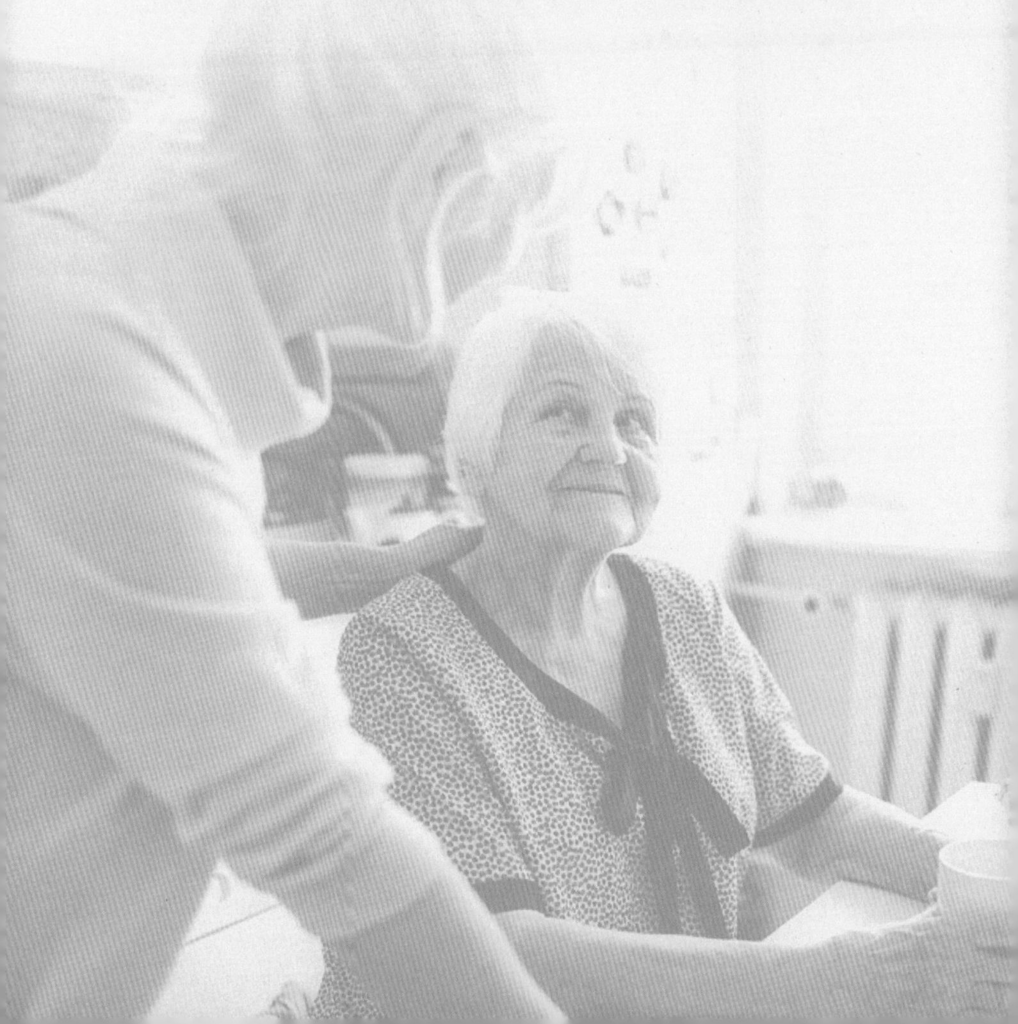

Para desenvolver uma comunicação com ternura, tenha em mente os seguintes caminhos:

1. Faça contato visual, falando frente a frente, e chame a pessoa pelo nome.
2. Tente falar devagar e num tom de voz um pouquinho mais grave – isso facilita a compreensão de idosos com prejuízos na audição.
3. Busque manter uma conversa de mão dupla (com espaço para troca de opiniões) pelo maior tempo possível, fazendo perguntas curtas e não complicadas.
4. Evite distrações durante a conversa.
5. Experimente outros recursos de comunicação não verbal, como sorrisos e toques no ombro ou, o que ajuda bastante em muitos casos, tente tocar as mãos, fazendo carinho ou apenas as segurando.
6. Organize bem a rotina para evitar momentos de pressa, pois é geralmente neles que as crises de comunicação acontecem.
7. Considere usar a linguagem corporal mostrando o que você pretende – adicione esses gestos às suas palavras.
8. Tente mudar o foco em momentos de dificuldade na comunicação – essa é a estratégia mais usada em todo o mundo!

Para incentivar a pessoa a se comunicar com você:

1. Mostre empatia e uma expressão acolhedora sempre que conseguir – isso faz toda a diferença.
2. Tente descobrir o que está sentindo, estando aberto às suas preocupações, mesmo que seja difícil de compreendê-las.
3. Deixe a pessoa com dificuldades cognitivas tomar algumas decisões, em especial quando está na fase leve e ou moderada.
4. Use, nas conversas, as memórias marcantes e aspectos da identidade (características do seu familiar) sempre que possível – gostos, hábitos, profissão, etc.
5. A apatia, que é a perda de iniciativa, é muito comum em pessoas idosas com demência. Nesses casos, tente abordar assuntos que costumam interessar mais e, a partir deles, busque ganhar a atenção do seu familiar. Outra estratégia quando surge a apatia é você mesmo começar uma tarefa e buscar que seu familiar se engaje e passe a realizá-la.
6. Ao iniciar conversas, prefira palavras que a pessoa ainda consiga usar de maneira adequada, pois elas funcionam como conectores para facilitar a compreensão.

Para falar efetivamente com uma pessoa que vive com demência:

1. Evite criticar ou corrigir e tente repetir o que foi dito para esclarecer.
2. Sempre evite discutir.
3. Dê dicas visuais – imagens, recados, deixar objetos já prontos para as tarefas, como toalhas, pratos e talheres e roupas de exercício físico, por exemplo.
4. Faça perguntas que exijam uma resposta sim ou não. Por exemplo, você poderia dizer: "Você está cansado?" em vez de "O que está acontecendo contigo?".
5. Limite o número de escolhas. Por exemplo, você poderia dizer: "Você gostaria de um hambúrguer ou frango para o jantar?" em vez de "O que você gostaria de jantar?".
6. Ofereça instruções simples e passo a passo, evite pedidos ou ordens longas.
7. Destaque sempre o objetivo de tarefas, muitas vezes indicando qual será a atividade posterior (por exemplo, vamos para o banho e depois vamos almoçar ou ir visitar o vizinho a gente vai trocar de roupa para ir tomar um lanche bem arrumados).
8. Repita as instruções e dê mais tempo para uma resposta, tentando não interromper.
9. Não fale usando vozes infantilizadas, isso costuma ter repercussões negativas, como confusão e perda ainda maior no senso de identidade.

10. Jamais jogue na cara da pessoa com problemas de memória que ela é doente ou que está cometendo erros sempre – isso provavelmente dificultará a comunicação;
11. Às vezes, pode-se parafrasear o que seu familiar acabou de comentar, ou seja, repetir a ideia usando palavras um pouco diferentes. Essa estratégia é útil para manter a conversa e para mostrar que você está interessado no que a pessoa idosa está dizendo.

Acerte o ritmo da comunicação:

1. Tente se adaptar ao ritmo de conversa da pessoa idosa, tanto nas suas perguntas e frases quanto no tempo para que ela compreenda e desenvolva suas respostas.

2. A tendência é que, com o tempo, o ritmo de comunicação do seu familiar se torne cada vez mais lento e, com isso, você precisa continuamente observar como ele fala, responde e quais as dificuldades que vão surgindo.

3. Durante a conversa, você pode tatear a compreensão e o quanto seu familiar está entendendo. Para isso, faça pequenas verificações como "pai, o senhor está me entendendo?", ou pequenos resumos do que foi conversado até então.

4. Além do ritmo mais lentificado, é importante prestar atenção na quantidade de informações que serão trocadas durantes as interações. Com o tempo, lembre-se: falar mais devagar, dar mais tempo para respostas e usar frases mais objetivas.

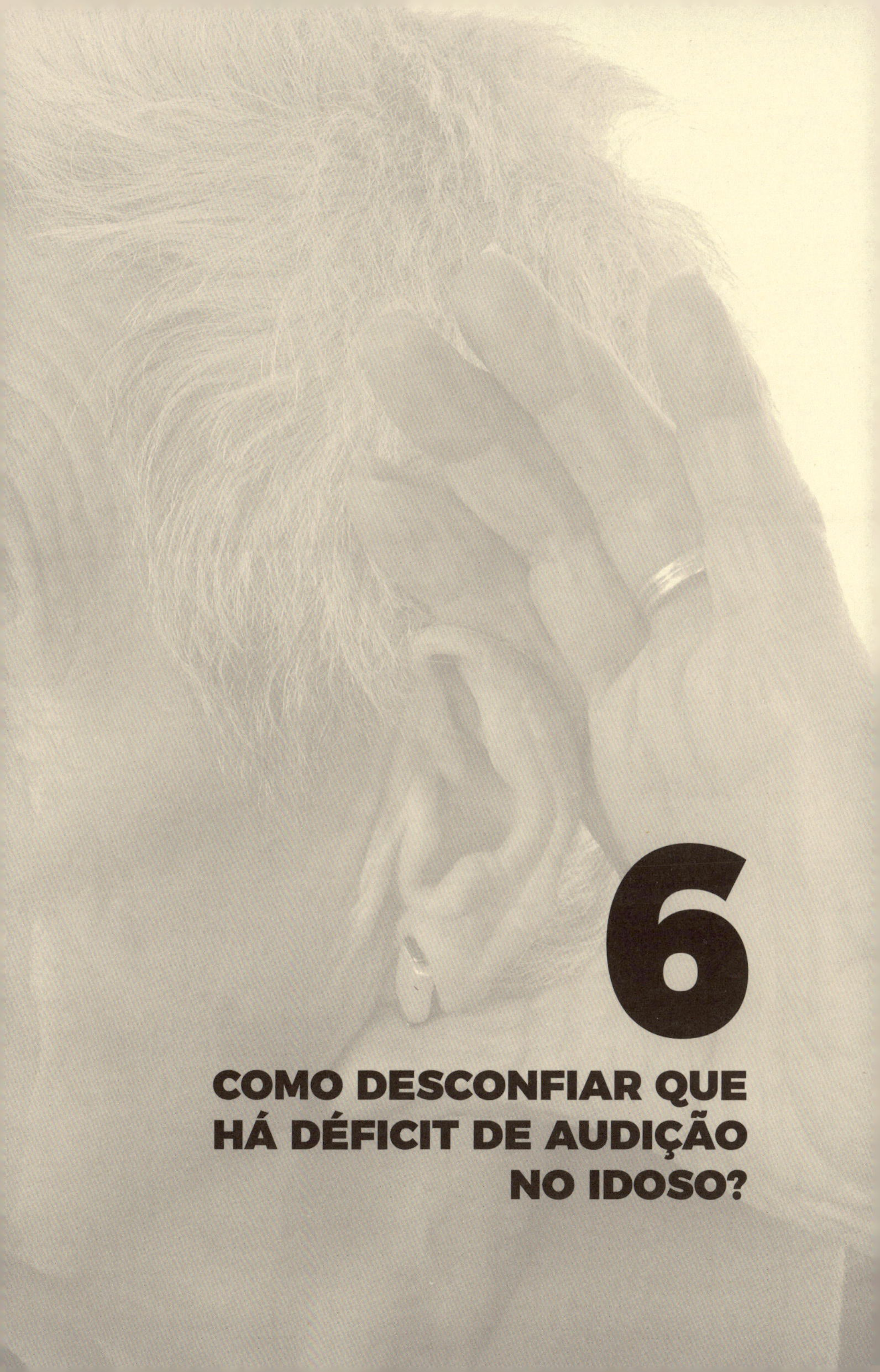

6

COMO DESCONFIAR QUE HÁ DÉFICIT DE AUDIÇÃO NO IDOSO?

"Um número significativo de idosos tem dificuldades na audição; muitos não são diagnosticados."

Preste atenção a sinais como:

1. Volume alto de televisão ou rádio.
2. Desatenção.
3. Perguntas repetidas e pedir para as pessoas repetirem o que estão dizendo.
4. Não compreensão de perguntas simples.
5. Dificuldade em manter conversa ao telefone.
6. Relatos frequentes de teimosia.
7. Dificuldade de comunicação em situação com mais de duas pessoas ou em locais com barulho de fundo.
8. Isolamento social e menos interação com as pessoas.

É fundamental que uma avaliação médica seja realizada quando há essa suspeita. Fica realmente muito difícil que a comunicação seja bem-feita, e com ternura, quando há um déficit auditivo – ainda mais quando ele está presente e o diagnóstico não foi feito. É péssimo quando a família não sabe dessa dificuldade e ainda fica rotulando o idoso de desligado ou, o mais comum, de teimoso. Um dado interessante é que estudos têm mostrado que o déficit auditivo é um dos maiores fatores de risco para desenvolvimento de quadros demenciais no Brasil.

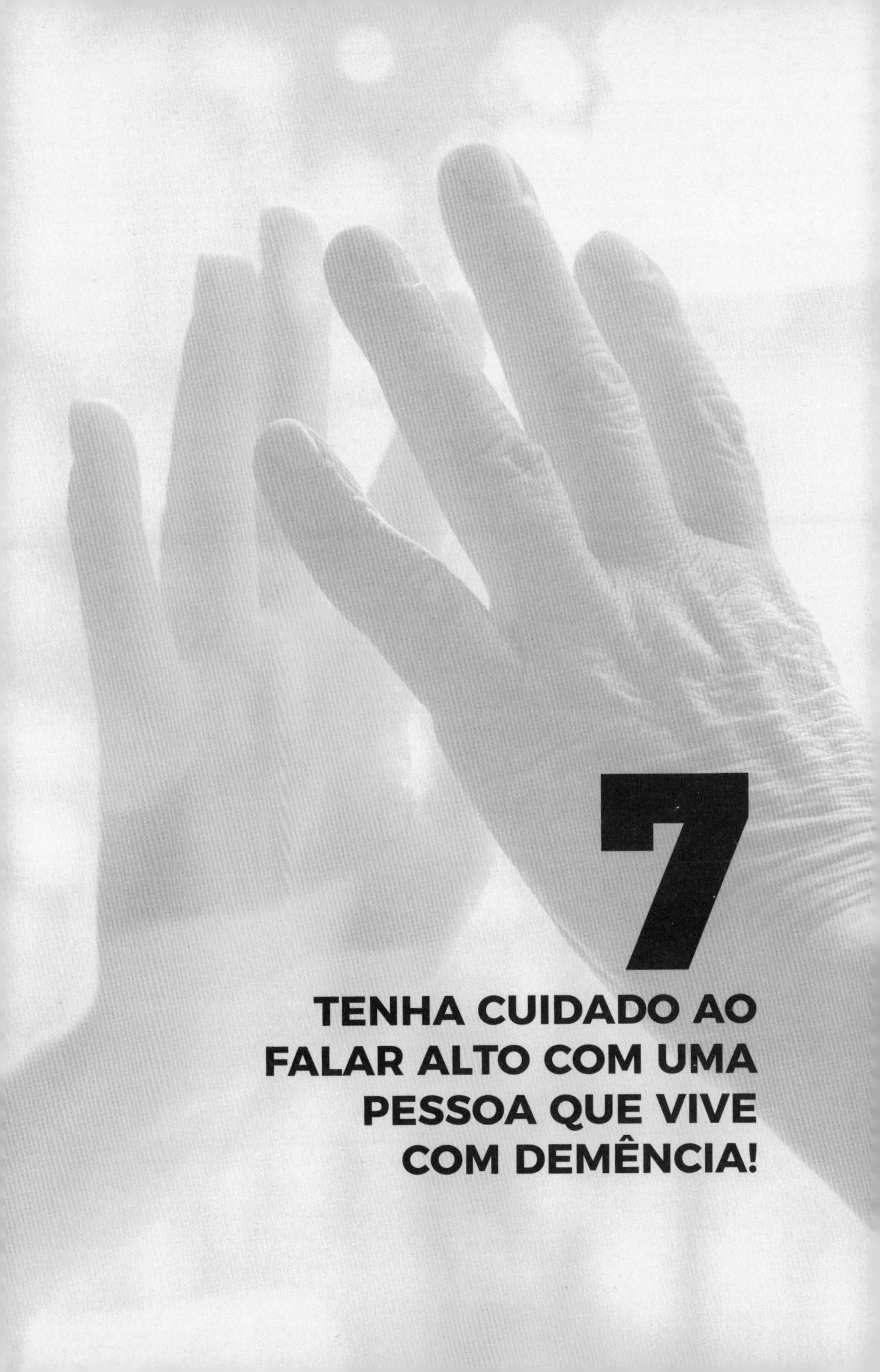

7

TENHA CUIDADO AO FALAR ALTO COM UMA PESSOA QUE VIVE COM DEMÊNCIA!

> *Às vezes, uma comunicação mais assertiva pode ser interpretada de maneira negativa.*

No consultório, muitos familiares relatam que, ao tentarem falar mais alto com seu familiar com déficit auditivo e problemas cognitivos, eles são mal interpretados, sendo apontados como bravos, irritados ou grosseiros. Veja que numa tentativa de melhorar a comunicação, acaba acontecendo justamente o contrário: desentendimento e rusgas – e, depois, para retomar a paz, pode demorar bastante tempo. E o que sugiro para evitar essa situação? Tente chamar a atenção da pessoa e peça um espaço para fala, isso aumenta a chance de ela prestar atenção em você; comece sempre gesticulando e, em alguns casos, tente até segurar e acariciar as mãos dela – mostre que sua intenção é boa, deixe seu corpo demonstrar tranquilidade.

Inicie num volume moderado e tente falar mais próximo do ouvido, sempre num ritmo mais adaptado; caso seja necessário aumentar o volume da voz, avise que vai falar um pouco mais alto, mas se lembre de usar expressões que denotem que está tudo bem e tente sempre manter uma expressão fácil e agradável; tente também manter um diálogo, fazendo perguntas simples para verificar se a pessoa está prestando atenção e compreendendo as mensagens – isso diminui o risco de quem escuta achar que está sendo xingado ou recebendo um sermão.

Lembre-se sempre de tentar cultivar o bom humor e o otimismo, ainda mais se já houver essas queixas de que a comunicação está sendo mal interpretada.

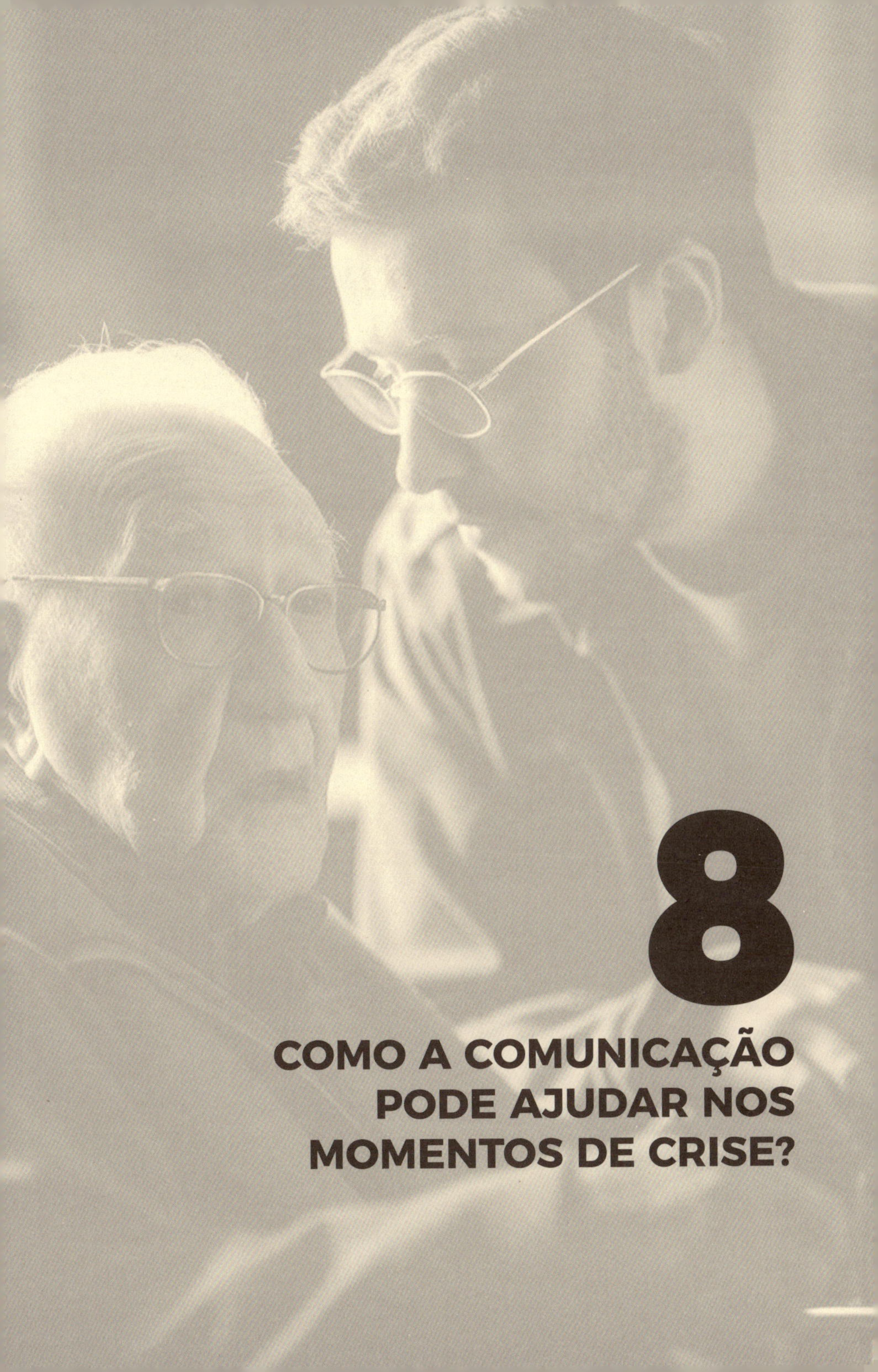

8

COMO A COMUNICAÇÃO PODE AJUDAR NOS MOMENTOS DE CRISE?

*“Manter a calma, desviar o foco
e comunicar com carinho.”*

Em momentos de crise no cuidado que envolvam alterações de comportamento ou alterações psicológicas no idoso, a comunicação adaptada se torna um recurso ainda mais importante. Destaco que os familiares devem sempre buscar manter a calma; lembrar que há doenças em jogo e, logo, que as resistências ou a agressividade não são de caráter pessoal; e que o objetivo principal jamais deve ser verificar quem tem a razão, mas, sim, o bem-estar e a tranquilidade de todos envolvidos.

Quando surgir uma dificuldade – uma crise –, busque assuntos ou pontos para aliviar a tensão. Tente tirar o foco de uma situação-problema e de pedidos aos quais o familiar está dando negativas ou ficando irritado quando é questionado.

Importante: reconheça que você e seu familiar estão passando por um momento delicado, de crise, e encare-o dessa forma. Respire fundo (isso é fundamental!) e busque orientar e acalmar seu familiar. É nesse momento que todas as dicas deste texto são ainda mais válidas! Todos ganham com essa atitude! E, lembre-se, a comunicação é a grande chave para o bem-estar tanto do seu familiar quanto para você, cuidador!

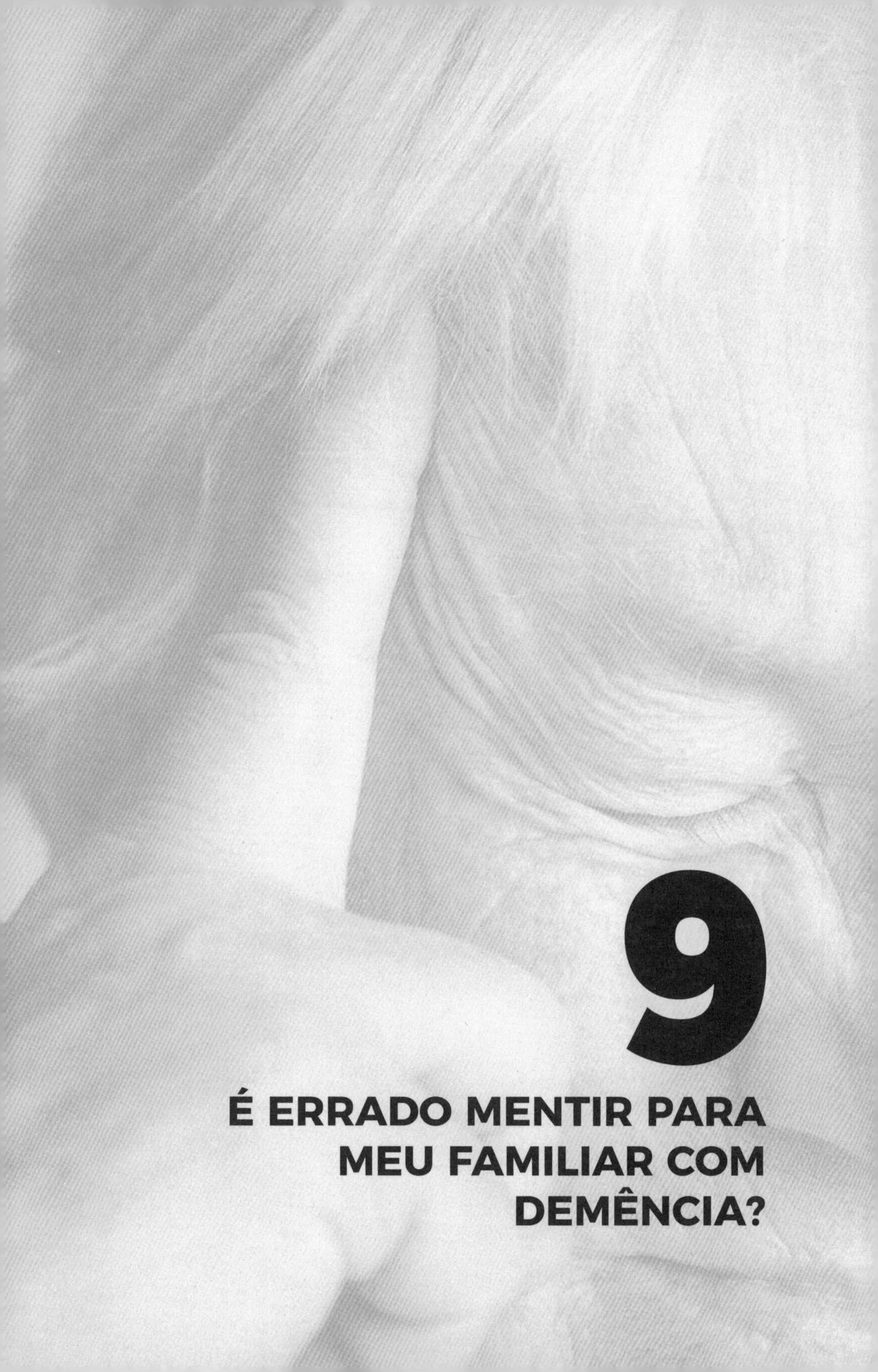

9

É ERRADO MENTIR PARA MEU FAMILIAR COM DEMÊNCIA?

“Mentiras terapêuticas” e a necessidade de flexibilidade

O uso de recursos que envolvem pequenas mentiras para que tarefas sejam realizadas ou que se consiga acalmar o idoso que está com sinais de irritabilidade, confusão ou agitação é válido. Sei que algumas famílias demoram a aceitar o uso dessas mentiras ocasionais por acreditarem que é algo errado – até do ponto de vista moral. No entanto, os desafios do cotidiano vão aumentando e as tentativas de falar sempre a "verdade" e tentar corrigir a pessoa com quadro demencial tendem a causar cada vez mais situações desgastantes e as "mentiras terapêuticas" passam a fazer parte da rotina de cuidado.

Pode-se abrir mão dessas mentirinhas para tentar acalmar o idoso quando ele está com ideias fixas, repete muitas vezes a mesma pergunta ou resiste a realizar tarefas importantes, como alimentar-se ou tomar banho.

Um exemplo que achei muito interessante foi de uma família que tinha dificuldades justamente com o momento do banho. Eles tentaram várias formas de convencer uma senhora de 80 anos que se recusava a tomar banho. Ao tentar criar uma situação dizendo que o banho era necessário porque ela iria ao Dr. Minozzo consultar, a idosa aceitou. Ao longo de muitas semanas, essa foi a estratégia diária que facilitou o banho daquela senhora.

No consultório, escuto diversos relatos de pequenas doses de "mentiras terapêuticas" que facilitam, e muito, o cuidado, preservando o bem-estar de todos. O segredo, provavelmente, é saber a forma de usar esse recurso e colocar sempre notas de esperança, bom humor e acolhimento com a pessoa que está sendo cuidada.

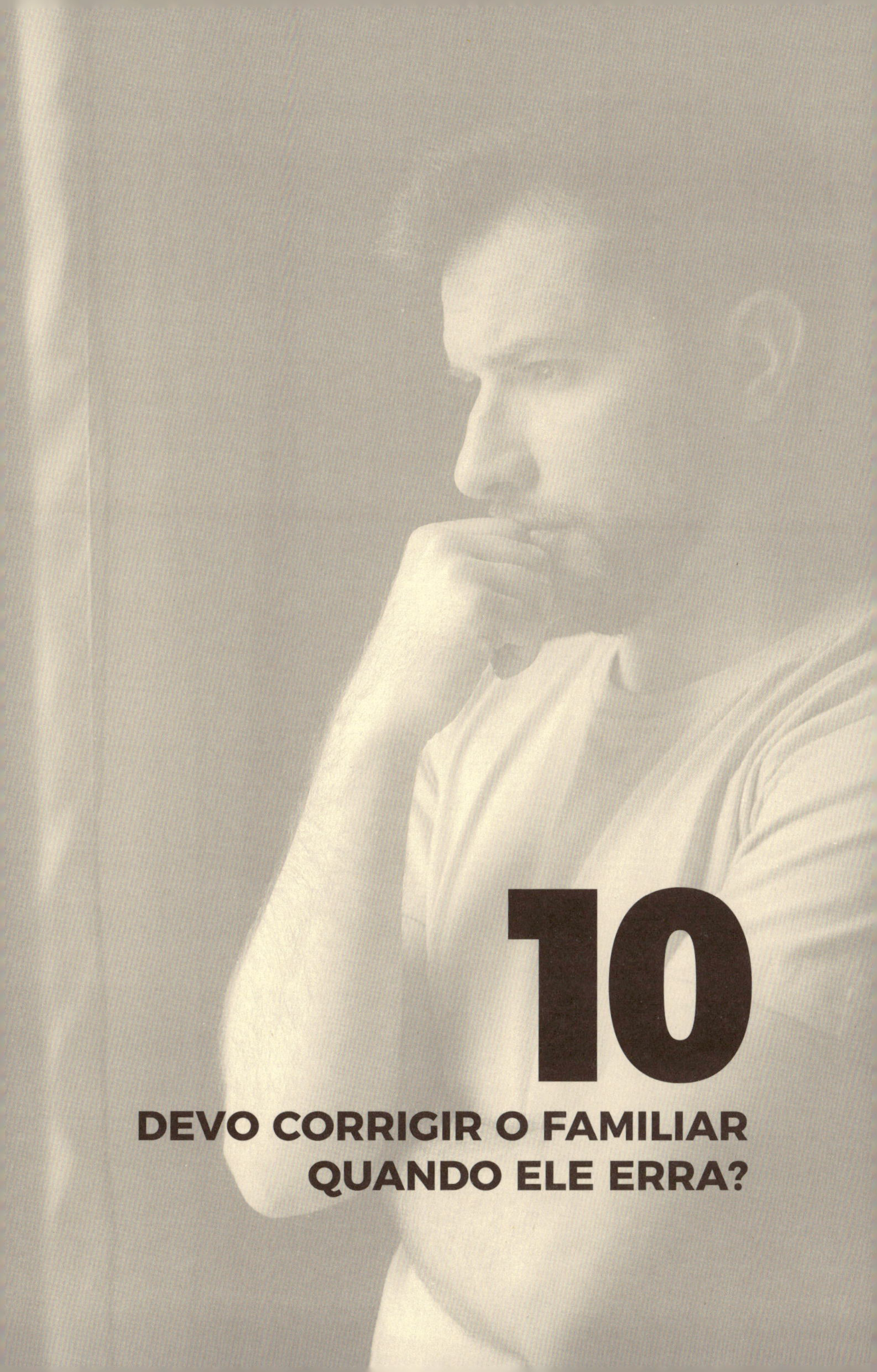

10

DEVO CORRIGIR O FAMILIAR QUANDO ELE ERRA?

“Evite uma carga de correções ou críticas constantes – isso pode causar estresse e tristeza.”

Raramente corrigir o idoso que comete erros vai ser vantajoso. Costumo ouvir de familiares que ainda estão aprendendo a lidar com dificuldades cognitivas de seus entes queridos que eles tentam corrigir para ver se a doença para de avançar. Eles acreditam que, ao concordar com os erros cometidos pelos idosos, estarão estimulando que o processo de perda cognitiva continue e até se acentue.

No entanto, ficar corrigindo toda hora, expondo o idoso aos seus erros, pode causar irritação e tristeza, além de iniciar discussões. Essas situações, sim, geralmente levam a prejuízo ao familiar acometido por problemas de memória e aumentam o estresse do cuidador.

O que fazer? Evitar ao máximo discussões e compreender que aceitar essas situações fará parte da rotina; o foco é o bem-estar, não a razão.

E quando o familiar estiver vivendo num passado muito distante, devo trazê-lo para o tempo atual?

Com o avançar dos quadros demenciais, é frequente que os idosos voltem a recordar do passado com muita vivacidade. É a casa, os irmãos, os amigos da infância retornando à consciência com muita força. São memórias mais antigas e já consolidadas, às quais, agora, eles têm mais acesso. Nesses casos, é comum que os idosos que vivem com demência chamem seus filhos de irmãos ou mesmo de pai ou de mãe. Nas primeiras vezes que isso acontece, a família costuma ficar bastante chocada e chateada. Mas o que fazer?

Nas fases mais iniciais da demência, pode-se tentar trazer a pessoa um pouco mais para a realidade. Usa-se das palavras e de imagens para auxiliá-los. No entanto, a partir da transição da fase moderada para a avançada, esses esforços para trazer para a realidade podem não produzir um efeito positivo, e às vezes causam frustração e estresse. O que sugiro, nesses estágios, é que o cuidador familiar tente, em primeiro lugar, compreender ao máximo o que são as demências e o que causam no cérebro e na funcionalidade dos familiares. Querendo ou não, é de se esperar que, ao longo da jornada, esses momentos de confusão irão, mais cedo ou mais tarde, acontecer.

Chega um momento no qual não adianta tentar trazer a pessoa com demência para a razão, para a verdade dos fatos, para a data exata de hoje. Ela não precisa disso. Ela precisa é de conforto, senso de identidade – de valorizar quem ela é – e que o cuidador esteja também tranquilo. A partir do momento que os familiares percebem isso.

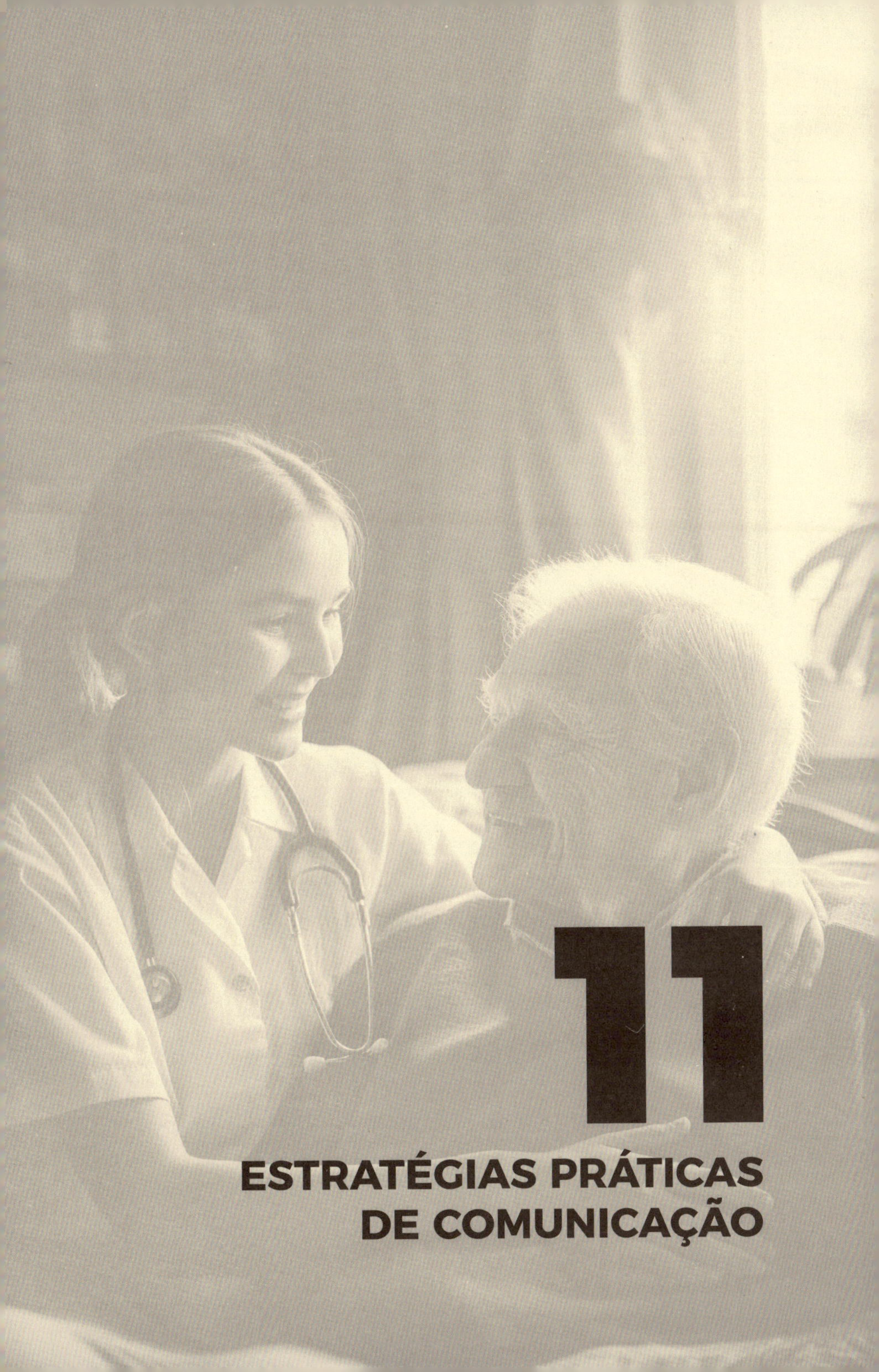

11 ESTRATÉGIAS PRÁTICAS DE COMUNICAÇÃO

"Eu sou sua filha Luciana, pai. Estamos na casa da praia e logo vamos almoçar."

"Pai, me conte o que está sentindo?"

Uma das estratégias mais usadas é a terapia da orientação para a realidade. Ela tem como objetivo trazer elementos sobre identidade, localização no tempo e no espaço e elementos de identidade da pessoa idosa com prejuízos cognitivos. É, basicamente, tentar ajudar o familiar a sair do labirinto, dando pistas que ele consiga compreender. Podemos usar, nessa abordagem, quadros, calendários, recados, fotos e, até mesmo, vídeos.

Há alguns meses, visitei uma paciente num lar geriátrico. Ela tem a doença de Alzheimer e precisa de cuidados permanentes. A relação dela com seus filhos e netos sempre foi próxima, porém, com o avançar da doença e a distância física de parte dos seus familiares – que moram em outro estado –, uma neta tomou iniciativas interessantes para auxiliá-la a preservar seu senso de orientação e de identidade. Fiquei encantado ao ver um "jornal da família", um jornal mesmo, feito com todo o capricho, em folhas grandes e com muitas fotos, com a atualização da vida de cada um dos entes queridos. Para cada um, havia uma foto e um relato de quem era e das últimas novidades. Além disso, uma árvore genealógica foi colocada ao lado de um calendário cheio de cores e símbolos para facilitar a compreensão. Houve, nesse caso, uma combinação muito rica da terapia de orientação para a realidade com outra estratégia que é a da reminiscência, quando se buscam elementos do passado para dar conforto e fortalecer o senso de identidade.

Com certeza, nenhum desses recursos cheios de carinho trará uma cura ou um grande resultado cognitivo para a paciente, mas o efeito acalentador para momentos de confusão e a alegria em reconhecer cada foto e história valem, e muito, todo o esforço. Esse exemplo mostra que podemos, sutilmente e com ternura, dar as pistas para a saída do labirinto. Não precisamos ser mecanicistas, rígidos nem extremamente objetivos. A criatividade e a coragem de experimentar são duas grandes aliadas.

Outra estratégia, que pode ser associada à terapia de orientação para a realidade, é a terapia de validação. Nela, há valorização da compreensão do que a pessoa idosa está sentindo e, a partir daí, busca-se adaptar a comunicação. Seria como usar o sentimento como gancho para novas conversas e para que a pessoa se sinta confortada. Em casos de repetição de perguntas e assuntos ou quando se percebe medo, ansiedade ou agitação, essa estratégia de validação é bastante útil. Tenta-se mudar o ciclo de repetição ou de pensamentos que geram medo e ansiedade através desses ganchos – os sentimentos e as opiniões do idoso com demência sobre o fato que ele traz.

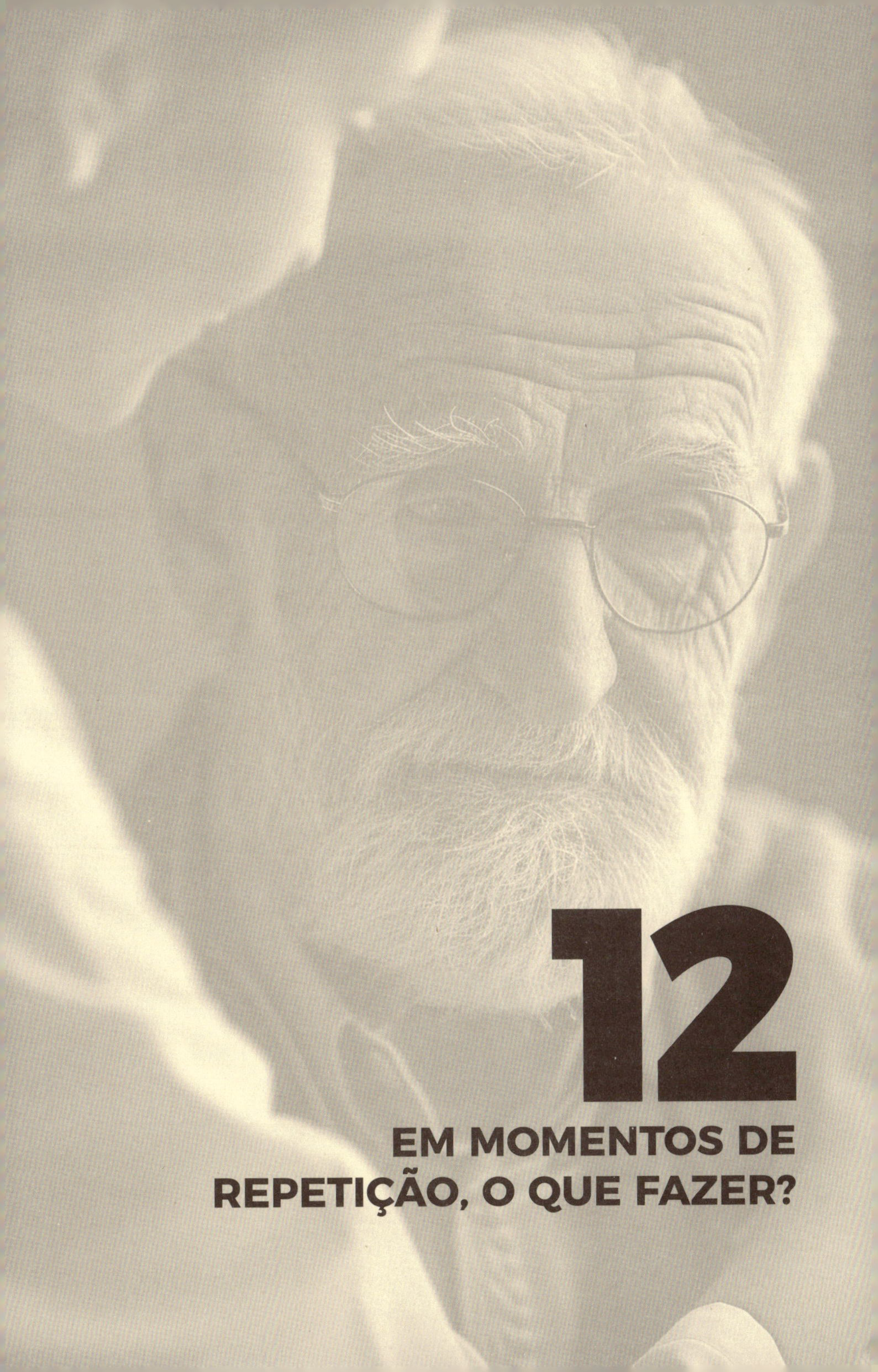

12

EM MOMENTOS DE REPETIÇÃO, O QUE FAZER?

> *Em meio à repetição, entre no jogo; transforme desafios em momentos de conexão.*

Uma das queixas mais frequentes dos familiares de pessoas com demência, em especial do Alzheimer, é a repetição de assuntos ou de perguntas. Em certos momentos, essa repetição pode causar cansaço e estresse nos familiares. O que fazer nesses momentos? Dar a mesma resposta diversas vezes? Ser mais ríspido e tentar que o familiar assimile a resposta e pare de perguntar ou contar a mesma história? São momentos que, com certeza, desafiam muito quem cuida.

Uma das estratégias usadas nesses momentos é a de "dar corda", ou seja, de entrar no jogo. Como assim? A ideia é não só dar respostas curtas, mas, através delas, puxar outros assuntos relacionados à pergunta. Se for sobre alguma pessoa, pode-se, então, questionar o que o familiar sente em relação a ela, fazer elogios e contar algo que seja agradável. Pode-se tentar conduzir os pensamentos da pessoa com demência através da abordagem dos seus sentimentos em relação ao assunto.

Recentemente, um vídeo viralizou nas redes sociais. A filha de uma pessoa idosa com Alzheimer gravou um diálogo das duas quando a repetição de perguntas era intensa. Noutro vídeo, a filha, em vez de só responder, passou a entrar no jogo. Fez comentários divertidos, abordou sentimentos, falou em tom de bom humor e o clima entre as duas ficou muito mais agradável.

A partir desse exemplo, acho importante destacar que nesses momentos de repetição, devemos usar a comunicação adaptada, com respostas bastante simples, em tom e ritmo adequados. Aqui, podemos recordar do exemplo do labirinto, para reforçar que há realmente dificuldades da pessoa em compreender e assimilar o que está acontecendo. Se sentir que você está estressado, tente refrescar a cabeça, às vezes até se afastando um pouco. Para respirar e voltar e tentar usar chaves!

Outra forma de tentar evitar ou lidar melhor com essas repetições é usar recursos visuais, como pôsteres ou recados em murais, fotos, calendários e caixinhas de objetos para recordação; o uso de música e da mudança de foco também são interessantes. Em alguns casos, consegue-se identificar situações ou assuntos que são gatilhos para esses momentos de repetição. Tentar evitá-los também é uma estratégia útil.

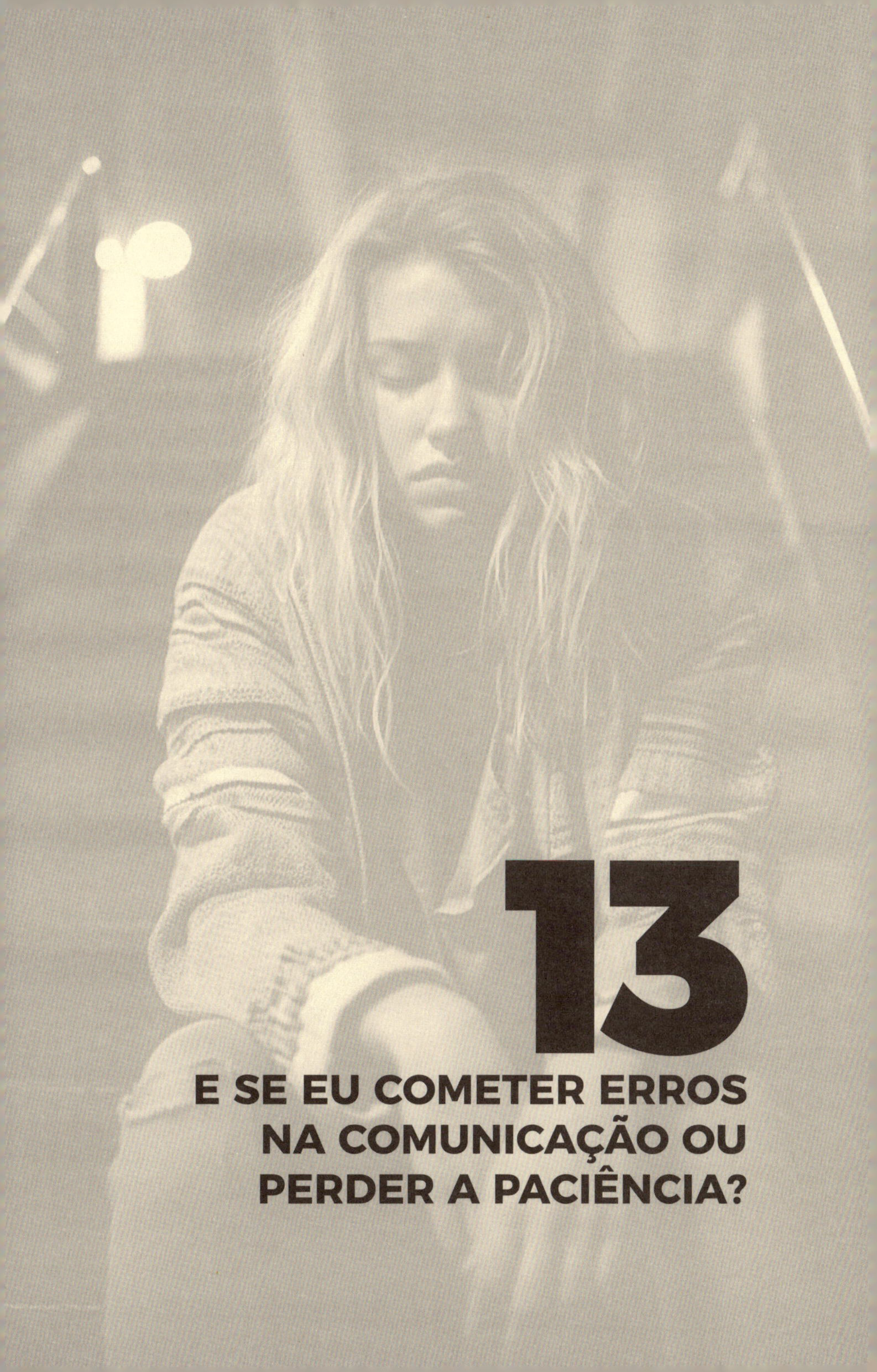

13

E SE EU COMETER ERROS NA COMUNICAÇÃO OU PERDER A PACIÊNCIA?

“No cuidado, cultive a paciência consigo mesmo – reconheça que o desafio é enorme e ninguém é perfeito!”

Cuidar de uma pessoa idosa, ainda mais com doenças complexas ou problemas de memória, é muito complicado. E nem todos adultos e idosos são capacitados para essa tarefa tão desafiadora! É extremamente comum que familiares cuidadores acabem entrando no chamado estresse do cuidador. Fique sempre atento a esse risco!

Dificilmente, alguém consegue acertar sempre na hora de se comunicar com os idosos: é esperado que momentos de irritação, de perda de paciente e que erros aconteçam. Ninguém é perfeito – muito menos uma pessoa normal numa tarefa tão demandante. Por isso, se você cometeu um erro no cuidado, levante a cabeça e tente não fazer com que essa seja a sua forma habitual de cuidado. Não se cobre tanto!

Uma orientação importante é verificar a presença do estresse do cuidador nos familiares e nas pessoas que exercem o cuidado profissional. Quando os níveis de estresse estão altos e ele perdura, as capacidades de empatia, de resiliência e de comunicação de quem cuida acabam se reduzindo, ao ponto que cuidar passa a ser um peso difícil de sustentar.

Deixo a seguir um instrumento simples chamado de Escala de Zarit. Para fazer o teste, pense como você tem se sentido nas últimas semanas e responda às perguntas.

Avaliação da Sobrecarga dos Cuidadores – Escala de Zarit Reduzida

Sente que, por causa do tempo que utiliza com o seu familiar/doente, já não tem tempo suficiente para você mesmo?

(1) Nunca
(2) Quase nunca
(3) Às vezes
(4) Frequentemente
(5) Quase sempre

Sente-se estressado/angustiado por ter que cuidar do seu familiar/doente e ao mesmo tempo ser responsável por outras tarefas (ex.: cuidar de outros familiares, ter que trabalhar)?

(1) Nunca
(2) Quase nunca
(3) Às vezes
(4) Frequentemente
(5) Quase sempre

Acha que a situação atual afeta a sua relação com amigos ou outros elementos da família de uma forma negativa?

(1) Nunca
(2) Quase nunca
(3) Às vezes
(4) Frequentemente
(5) Quase sempre

Sente-se exausto quando tem de estar junto do seu familiar/doente?

(1) Nunca
(2) Quase nunca
(3) Às vezes
(4) Frequentemente
(5) Quase sempre

Sente que sua saúde tem sido afetada por ter que cuidar do seu familiar/doente?

(1) Nunca
(2) Quase nunca
(3) Às vezes
(4) Frequentemente
(5) Quase sempre

Sente que tem perdido o controle da sua vida desde que a doença do seu familiar/doente se manifestou?

(1) Nunca
(2) Quase nunca
(3) Às vezes
(4) Frequentemente
(5) Quase sempre

No geral, sente-se muito sobrecarregado por ter que cuidar do seu familiar/doente?

(1) Nunca
(2) Quase nunca
(3) Às vezes
(4) Frequentemente
(5) Quase sempre

Após terminar de responder, confira o nível de sobrecarga conforme a pontuação obtida.

AVALIAÇÃO DA SOBRECARGA

Leve: até 14 pontos
Moderada: 15 a 21 pontos
Grave: acima de 22 pontos

Caso o resultado seja considerado como sobrecarga moderada ou grave, há grande risco de a sua saúde estar sendo prejudicada, assim como a sua capacidade para se comunicar e cuidar de uma forma adequada. É recomendado que você busque ajuda, fortaleça sua rede de apoio e mais informações sobre como cuidar melhor.

Reconhecer o estresse do cuidar é fundamental para que o cuidado seja feito de maneira mais humanizada.

O impacto dessa condição é tão significativo que pesquisei e escrevi o livro *Como cuidar de um familiar com Alzheimer e não adoecer*, publicado pela editora Sulina.

Assim como a comunicação com ternura, reconhecer, prevenir e tratar o estresse do cuidador são passos fundamentais para que toda a jornada do cuidado seja feita com o menor sofrimento possível.

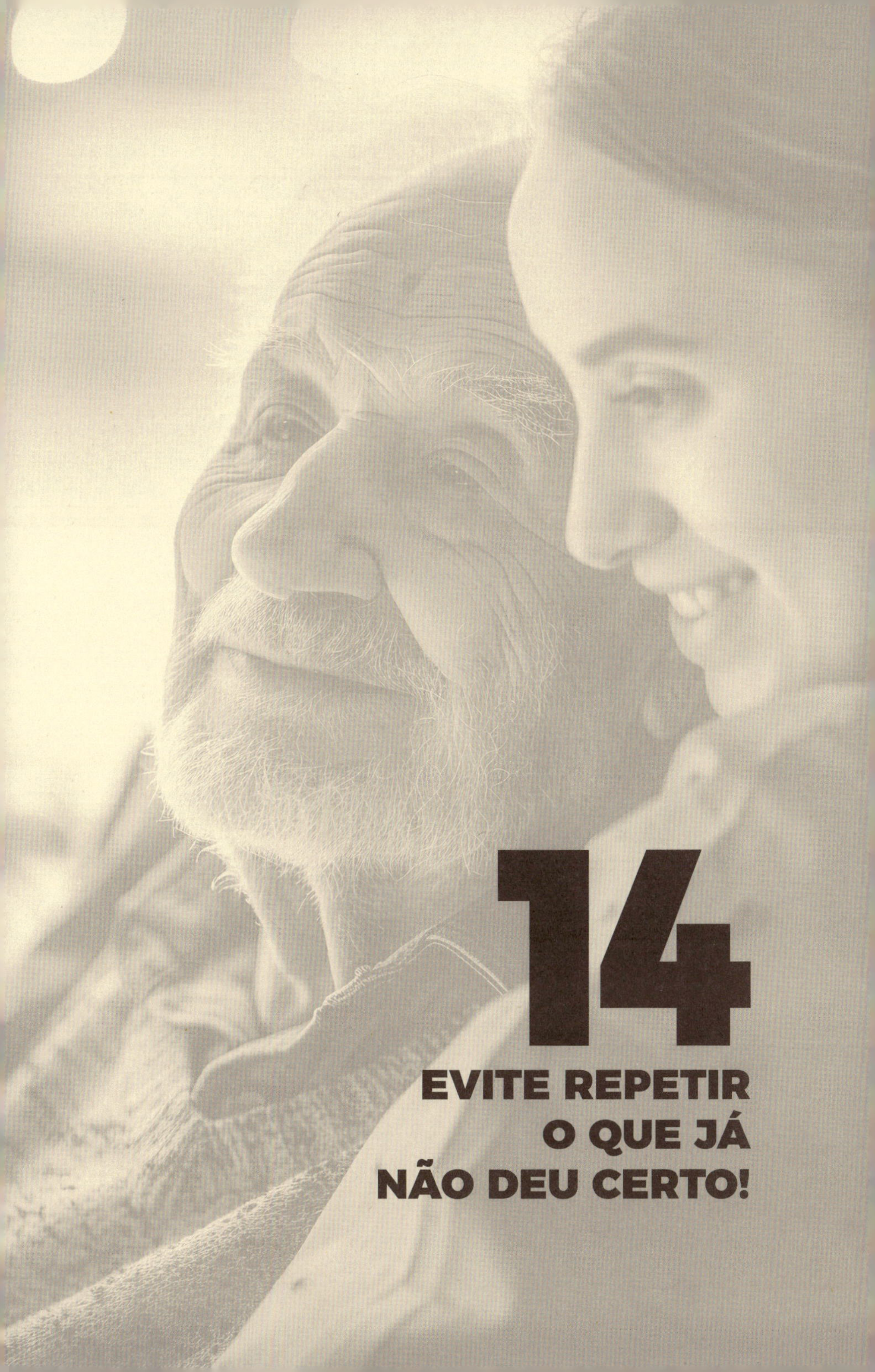

14

EVITE REPETIR O QUE JÁ NÃO DEU CERTO!

> *Evite o teste excessivo de memória; não discuta, compreenda. Use os erros como lições.*

- Tente não ficar testando a memória do seu familiar toda hora, isso provavelmente o levará à irritação:

  "Você se lembra?" "Como é mesmo o nome...?" "Vai, pai, tente lembrar o que você comeu hoje."

- Não faça muitas perguntas de uma só vez. Faça perguntas simples e dê tempo para seu familiar respondê-las.
- Evite falar não olhando de frente e muito rápido, em especial em locais barulhentos.
- Evite assuntos tristes ou que causaram ou que provavelmente causarão ansiedade – pessoas com problemas cognitivos tendem a ter dificuldades em recuperar a calma após momentos como esses.
- Tente não gritar caso você ache que não foi compreendido, pois pode parecer ofensivo.
- Caso a pessoa idosa com dificuldade cognitiva não consiga se expressar bem, evite devolver com "não estou te entendendo", tente sempre buscar a empatia para captar pistas.

Lembre-se: Não vale a pena brigar e discutir com seu familiar!

MOTIVOS QUE COMPROVAM QUE DISCUTIR NÃO VALE A PENA:

Ele poderá ficar nervoso e ansioso – e isso ser o começo de mais confusão mental ou agressividade.

Ele não vai começar a aprender as coisas após ser corrigido.

Ele poderá ficar triste.

Você ficará chateado e se sentindo culpado por ter participado de uma discussão, ainda mais se estiver já cansado ou num estresse do cuidador.

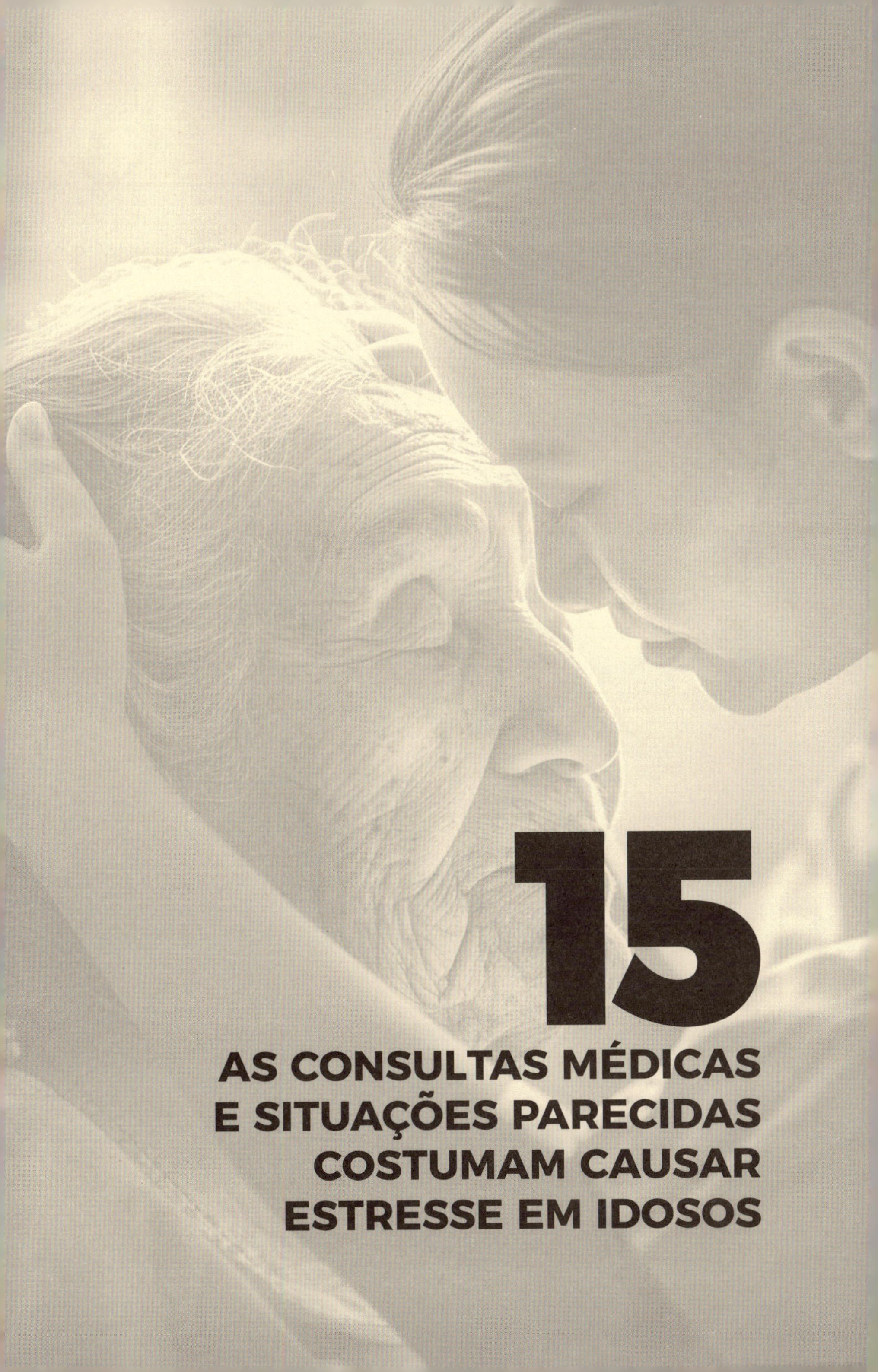

15

AS CONSULTAS MÉDICAS E SITUAÇÕES PARECIDAS COSTUMAM CAUSAR ESTRESSE EM IDOSOS

“Consultas tranquilas começam com comunicação e organização de todos.”

Organize mais tempo para as atividades, evite sair de casa com pressa.

Faça lista de dúvidas e de queixas para apresentar ao médico.

Evite avisar ao familiar muito tempo antes da consulta caso isso possa causar ansiedade.

Estimule o seu familiar a ser participativo e dê espaço para o médico conversar com ele durante a consulta.

Evite marcar consultas no período do final da tarde, para evitar a síndrome do pôr do sol.

Avise ao médico ou outro profissional de saúde que a pessoa tem problemas cognitivos ou já o diagnóstico de demência. Ele poderá organizar melhor o atendimento, tanto em horários quanto na forma de conversar com vocês.

Lembre-se de levar óculos e o aparelho auditivo, pois isso facilitará, e muito, na comunicação do seu familiar com o profissional, e, muitas vezes, testes de cognição precisarão ser realizados.

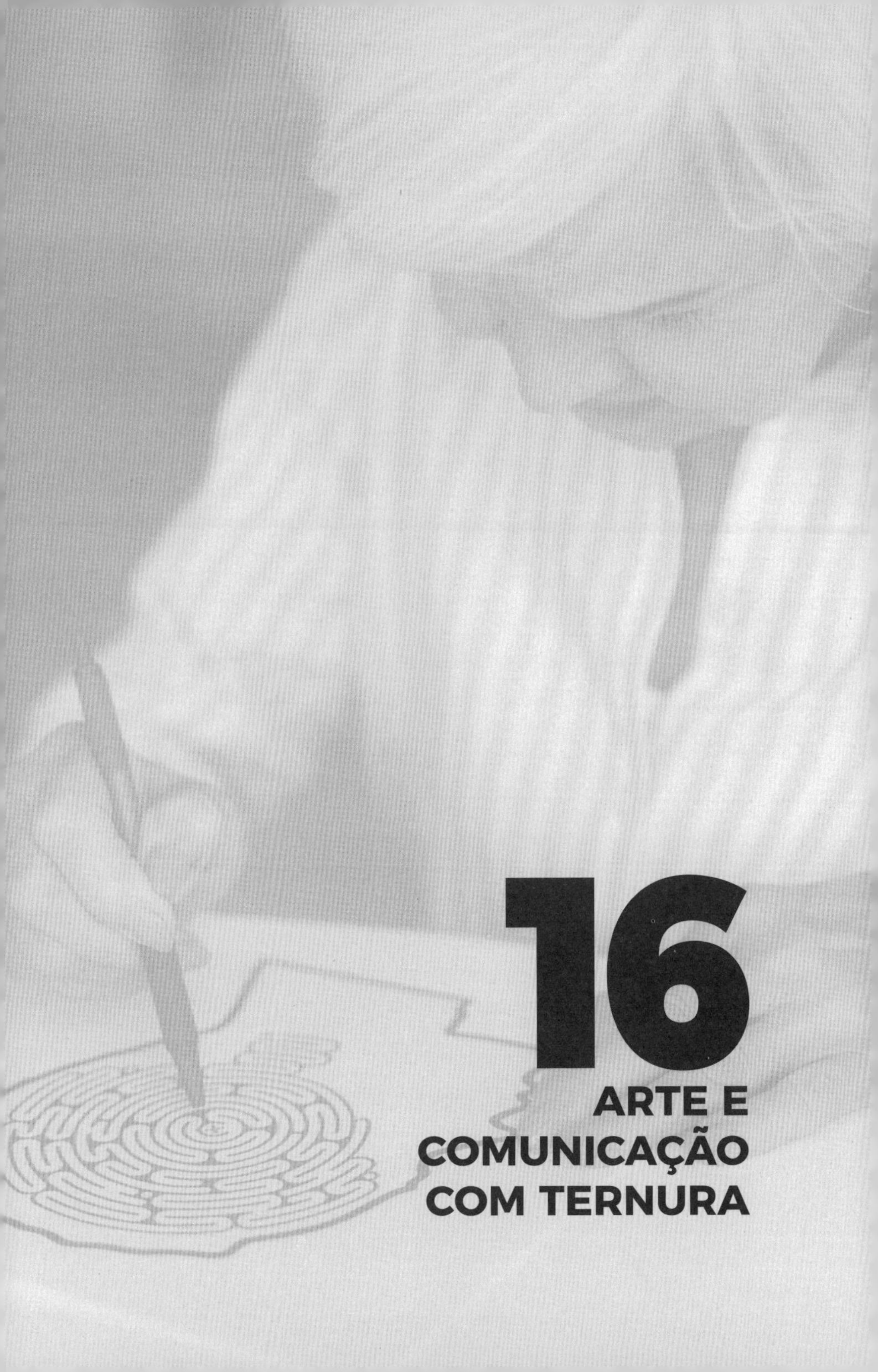

16
ARTE E COMUNICAÇÃO COM TERNURA

CONSIDERE A ARTE COMO UM MEIO PARA A COMUNICAÇÃO ADAPTADA

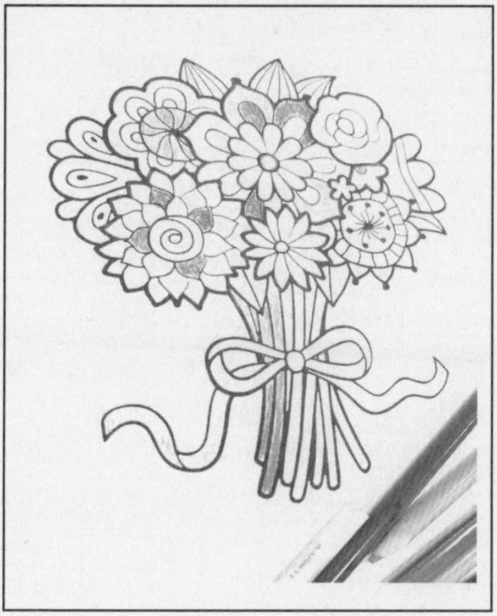

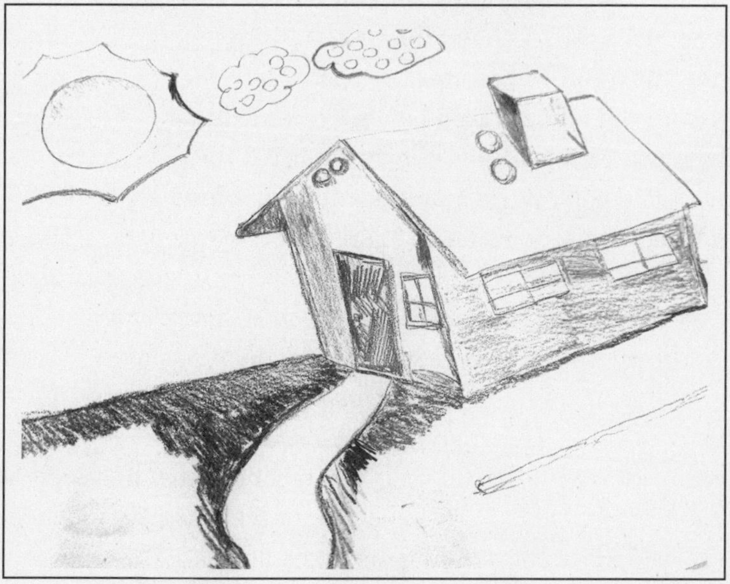

RELATO #1

"Uma vez atendi uma família que o Alzheimer visitou. Na recepção, antes mesmo da consulta começar, vi que a paciente havia se levantado do sofá e tentado ir embora. Pessoas que vivem com demência costumam ficar desconfortáveis com mudanças de rotina e, especialmente, em ambientes estranhos. Apresentei-me, disse que era o médico e que iríamos conversar. Ela, desconfiada, olhou no fundo dos meus olhos, buscou o consentimento dos seus familiares e aceitou o convite. Já acomodados no consultório, questionei um pouco sobre quem era a pessoa que estava ali. Viúva, mãe de três filhos. Florista, foi a resposta da atividade profissional. A partir dessa informação, pude criar um laço com a paciente, um caminho para conduzir a consulta sem desconforto e, até mesmo, angústia. Imprimi o desenho de um buquê de flores para que pudéssemos colorir juntos. Ela topou prontamente. Na verdade, acabei pintando bem mais que ela, mas o importante foi que pude fazer perguntas aos filhos de maneira tranquila e toda a experiência de consulta acabou sendo agradável. Por uma hora inteira, a florista não fugiu ou sequer fez menção de querer ir embora. Outras técnicas de comunicação também foram empregadas, como a orientação para a realidade, quando se situa a pessoa com demência no tempo, no espaço e no objetivo daquele momento. No caso de ontem, houve uma transformação de uma situação de medo e de não reconhecimento numa de identidade, de lúdico e de tranquilidade também para os filhos. Meus lápis de cor me ajudaram mais uma vez."

RELATO #2

"Hoje tive uma consulta difícil. Havia muita expectativa da filha na possibilidade de um tratamento que revertesse o quadro grave de agitação e agressividade da sua mãe com demência. Consegui perceber isso rápido. Mesmo que a maioria das pessoas saiba que essa reversão ainda não é possível, acredito que quando o caso aconteça na nossa família, se instale uma forte tendência para esse tipo de ilusão – são reações humanas e esperadas.

Nesse caso, havia um outro fato mais inusitado: a filha havia me telefonado dias antes para informar que, na consulta anterior, a paciente idosa havia dado um soco no outro médico e o dentista não mais queria vê-la, justamente pelo comportamento agressivo. Baseado nessas informações, era provável que sobraria algo pra mim. Durante o começo do atendimento, que começou com muito silêncio e uma expressão facial e corporal toda que mostravam uma vontade dela imensa de não querer estar ali, adotei um tom mais calmo que o habitual e tentei não ser invasivo. Porém, não funcionou. Num rompante, ela mudou sua expressão e se levantou da cadeira. Estava por um triz para entrar na lista de profissionais por ela agredido.

Antes que a família tentasse demovê-la de qualquer atitude, segurando-a, puxei umas folhas de papel em branco e a caixa de lápis de cor. Propus, sem medo, que ela colorisse um desenho, uma casa. Ela topou na hora.

Conseguimos fazer a consulta por mais de 40 minutos. Por três ou quatro vezes a paciente se levantou e pediu para ir para o lar, mas conseguimos voltar ao desenho da casa, com um lápis diferente e outro detalhe a colorir."

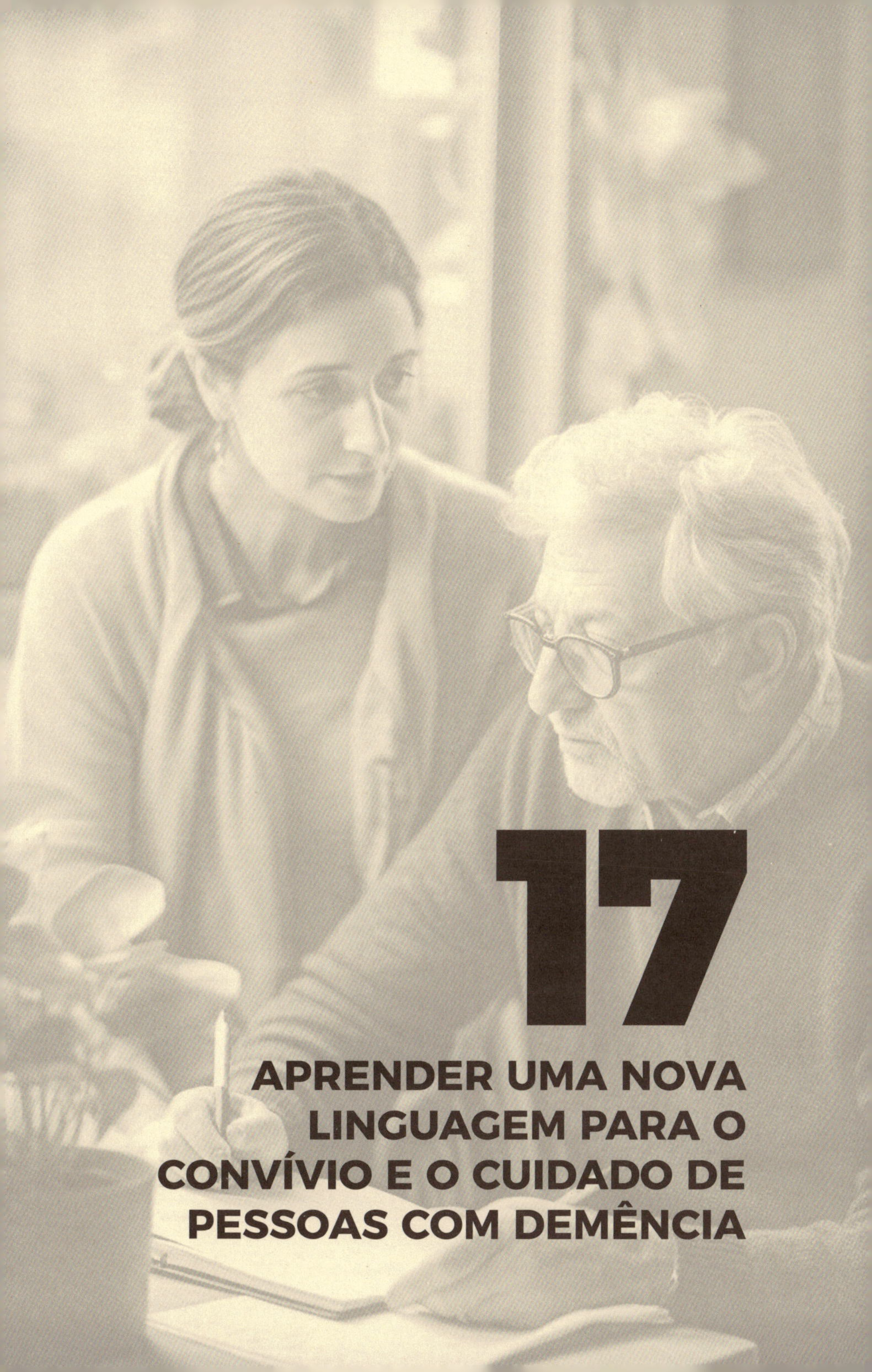

17

APRENDER UMA NOVA LINGUAGEM PARA O CONVÍVIO E O CUIDADO DE PESSOAS COM DEMÊNCIA

“Aprender a se comunicar com uma pessoa que vive com demência é como aprender um novo idioma.”

Para aprender a se comunicar com uma pessoa idosa com problemas cognitivos, considere:

- **Reconhecer por que é importante esse novo aprendizado**
- **Aprender com os erros cometidos**
- **(o que gerou estresse ou irritação na pessoa sob cuidado)**
- **Fazer avaliações de como está se comunicando**
- **Treinar estratégias novas de maneira gradual**
- **Dividir o conhecimento, o que funciona ou não com os outros cuidadores**
- **Saber que em cada estágio da doença haverá a necessidade de novos aprendizados**
- **Participar de grupos de apoio, como os da ABRAz, para aprender com outros familiares e cuidadores**

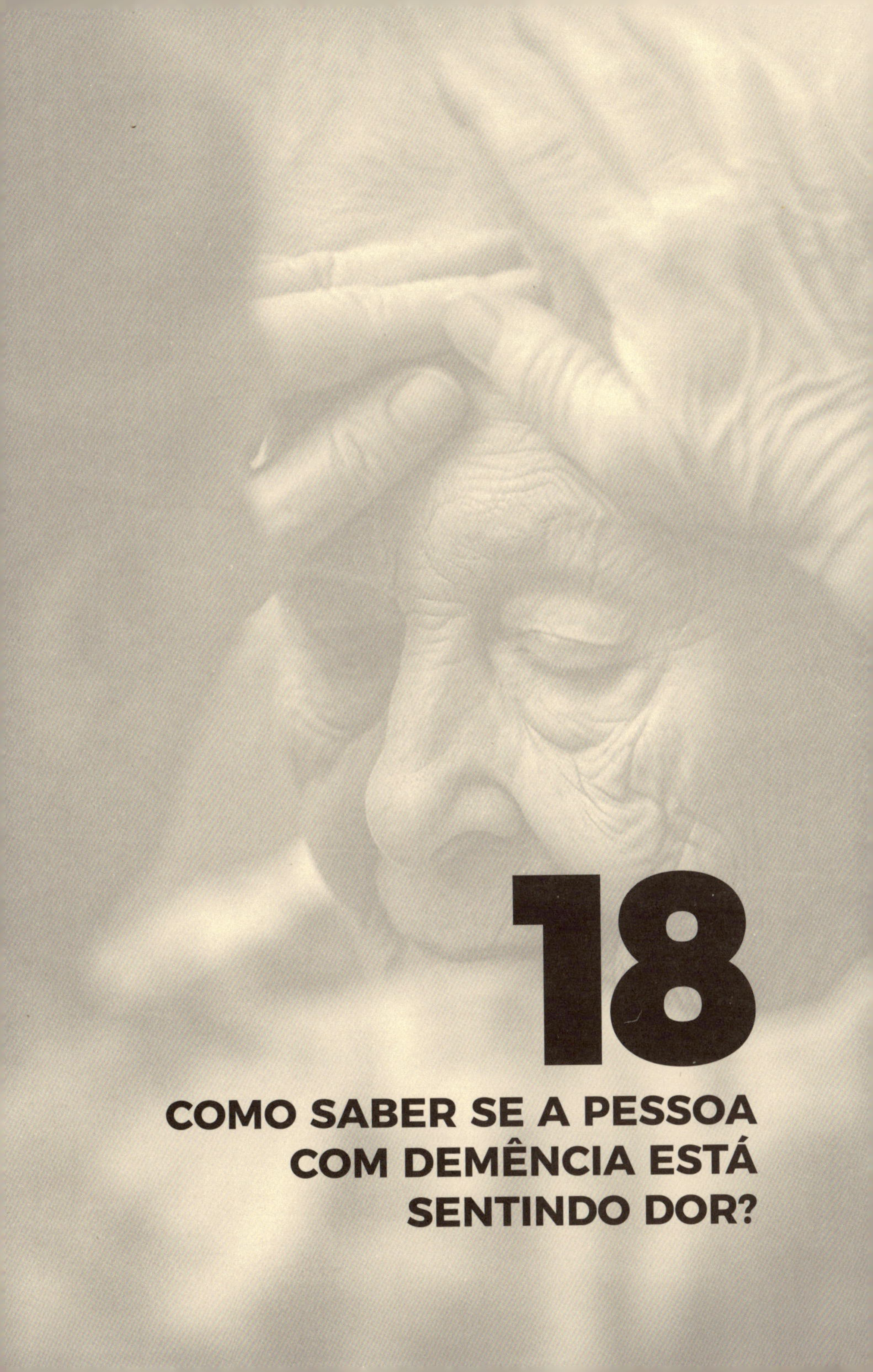

18

COMO SABER SE A PESSOA COM DEMÊNCIA ESTÁ SENTINDO DOR?

“Na demência, sinais de dor se transformam: fique atento!”

A dor em pessoas que vivem com demência pode se manifestar sob diversas formas e elas tendem, conforme o avanço da doença, a ser cada vez mais inespecíficas, ou seja, mais difíceis de percebermos. Quando o familiar ou a pessoa sob nossos cuidados está na fase leve, geralmente ele verbalizará que está com desconforto e conseguirá facilmente localizá-lo. A partir da fase moderada, porém, essas capacidades costumam ficar prejudicadas e a manifestação pode ser apenas ficar mais quieto, sem apetite ou a adoção de uma posição física que diminua a dor. Também pode acontecer de a pessoa com demência apresentar um quadro de agitação ou confusão mental quando sentir dor, mesmo que seja numa intensidade leve. Tanto no caso de a pessoa ficar mais quieta, quanto no caso de ficar mais agitada ou confusa, é fundamental que a suspeita da dor como causa seja considerada pelos cuidadores.

Lembre-se que, numa mudança aguda de atitude, devemos considerar a dor como provável causa. Outro aspecto importante no cuidado de pessoas com demência é importante, é justamente evitar "pessoalizar" essa nova atitude, como se ela fosse intencional em relação ao cuidador, de propósito ou como teima, porque, além desse sentimento gerar mais conflitos e mal-estar, haverá sempre uma demora para se compreender o que realmente está se passando.

Nas fases avançadas, as manifestações de dor são ainda mais sutis e demandam um olhar mais atento por parte dos cuidadores. Sinais como caretas, movimentação ocular atípica, frequências cardíaca e respiratória aumentadas, suor aumentado, rigidez nos braços, gemidos, entre outros, costumam indicar a presença de dor.

E como podemos avaliar se a pessoa que cuidamos está apresentando algum desses sinais? Sei que, para quem não é profissional da área da saúde, pode parecer um desafio complicado. No entanto, há instrumentos que auxiliam a todos. É aí que entram em cena algumas escalas de avaliação de dor em pessoas com demência, desenvolvidas há bastante tempo e já validadas por diversas pesquisas, inclusive no nosso idioma. As duas mais utilizadas são a PNAID (Pain Assessment In Advanced Dementia), a DOLOPLUS e a PACSLAC (Pain Assessment Checklist for Seniors With Limited Ability to Comunicate). São ferramentas de fácil acesso e disponíveis gratuitamente.

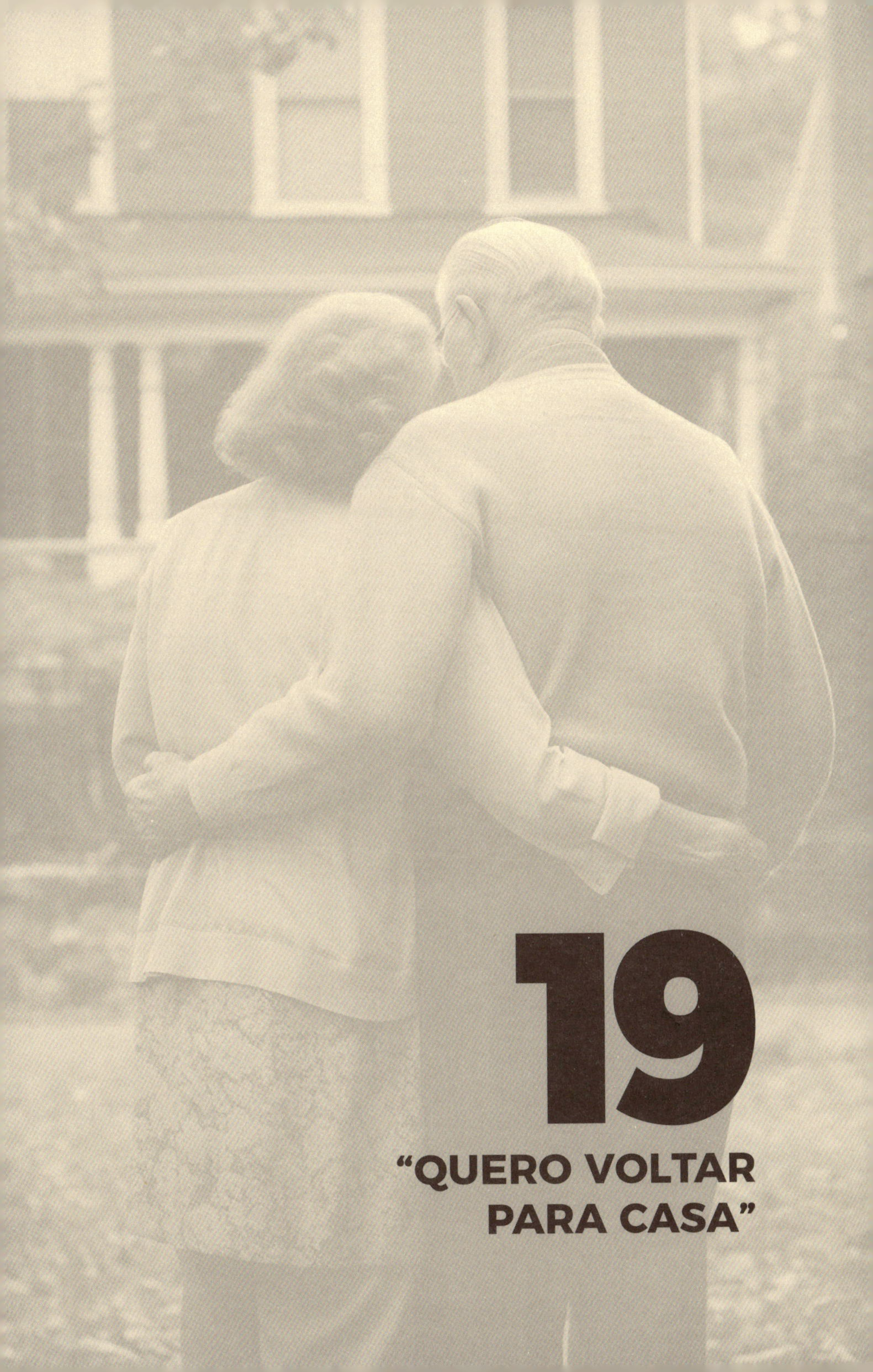

19

“QUERO VOLTAR PARA CASA”

“Querer voltar para casa na demência pode ser um pedido de acolhimento e segurança.”

É extremamente comum em pessoas com demência essa vontade de voltar para casa, mesmo estando na própria casa. Na maioria das vezes, essa vontade vem acompanhada de ansiedade e agitação, sendo mais comum após o meio da tarde, num fenômeno que chamamos de síndrome do pôr do sol. Podemos analisar esse desejo de retornar à casa – que pode ser alguma em especial, até mesmo a da infância – de diversas formas.

Os prejuízos na memória e na orientação no tempo e no espaço, somados às dificuldades nas associações de informações visuais de pessoas e objetos, contribuem para a sensação de não estar no próprio lar. Eu costumo orientar as famílias a lidar com essa situação no sentido de que elas a interpretem como um pedido de acolhimento, de conversa e de segurança. A casa, para todos nós, costuma ser um ambiente justamente de paz, de segurança e onde guardamos objetos que nos ajudam em nossa identidade.

Levar a pessoa idosa para visitar a casa antiga ou fazer viagens longas para mostrar-lhe que aquela não mais é a sua casa atual não costuma funcionar muito bem, além de todo o desgaste gerado.

Quando houver esse pedido, use todos recursos de linguagem, questione e fale sobre os sentimentos relacionados àquela casa, às pessoas, à comunidade e à fase da vida na qual a pessoa acredita que esteja vivendo – não tenha MEDO de entrar você também nessa época!

Não fique com medo de que essa abordagem vá deixar a pessoa com mais esquecimento ou com a cognição pior; o foco, nesses momentos, é tirá-la de um labirinto ou fazê-la se sentir tranquila! Tente, quando possível, mudar o foco com atividades que já funcionaram antes; tente também aprimorar ao máximo os seus recursos de teatralidade para entrar numa história que traga identidade, paz e acolhida.

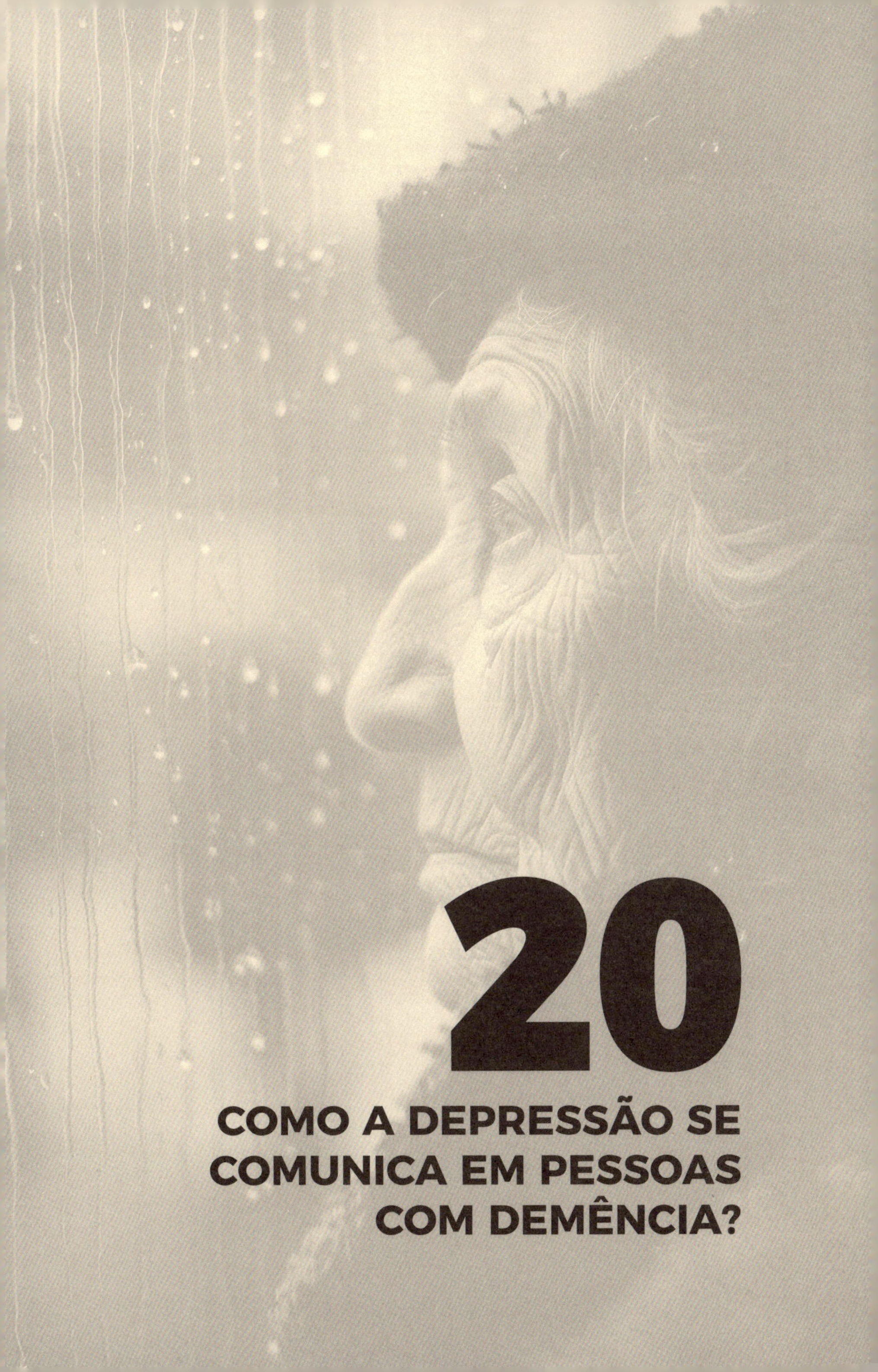

20

COMO A DEPRESSÃO SE COMUNICA EM PESSOAS COM DEMÊNCIA?

“Em pacientes que vivem com demência, a depressão se manifesta de forma diferente.”

A depressão e os quadros demenciais são condições de saúde extremamente relacionadas entre si. Veja só: ter depressão aumenta o risco para demência, enquanto ter demência aumenta o risco para depressão; além disso, a depressão iniciada após os 60 anos pode ser um sinal de começo de um transtorno neurocognitivo, antes mesmo do prejuízo em funções mais características, como a memória recente. A relação é próxima e demanda conhecimento e bastante paciência nas avaliações tanto pelos profissionais de saúde quanto pelas próprias famílias. Trouxe este tópico para o guia de comunicação com ternura porque a pessoa com depressão tende a se comunicar de maneira peculiar, marcada por distorções com tendência ao pessimismo, à baixa autoestima e ao aumento da culpa.

Em pessoas com depressão e demência, podemos verificar uma linguagem pessimista e com reclamação de dores inespecíficas (aquelas que a gente não acha uma causa determinada e que são difíceis de curar, mesmo com medicamentos); elas também ruminam muitos assuntos (repetem pensamentos e falas ligadas a eventos negativos) e dizem que estão sempre atrapalhando quem delas cuida. Além disso, em casos mais graves, os assuntos morte e o querer morrer também são recorrentes – o que traz desalento aos cuidadores.

A grande orientação para familiares e cuidadores é justamente entender essas falas como causadas por um adoecimento associado à demência e que ele precisa ser avaliado pelo médico e, provavelmente, tratado. Pessoalizar, achar que é uma manifestação de ingratidão ou ficar forçando a barra, achando que "no tranco" ou na cobrança motivacional o familiar vai melhorar não funciona e pode até mesmo piorar a tristeza da pessoa com depressão, que poderá achar que está mesmo só atrapalhando ou que não é compreendida.

Ao identificar essas falas, acolha a pessoa com carinho, busque distraí-la e fazer atividades prazerosas. Assim que possível, informe o médico assistente sobre essas alterações – pode ser até mesmo por escrito em bilhetes, mensagens ou e-mail. Esse tipo de relato é muito importante na avaliação por parte do médico e costuma ajudar bastante, digo por experiência própria no consultório.

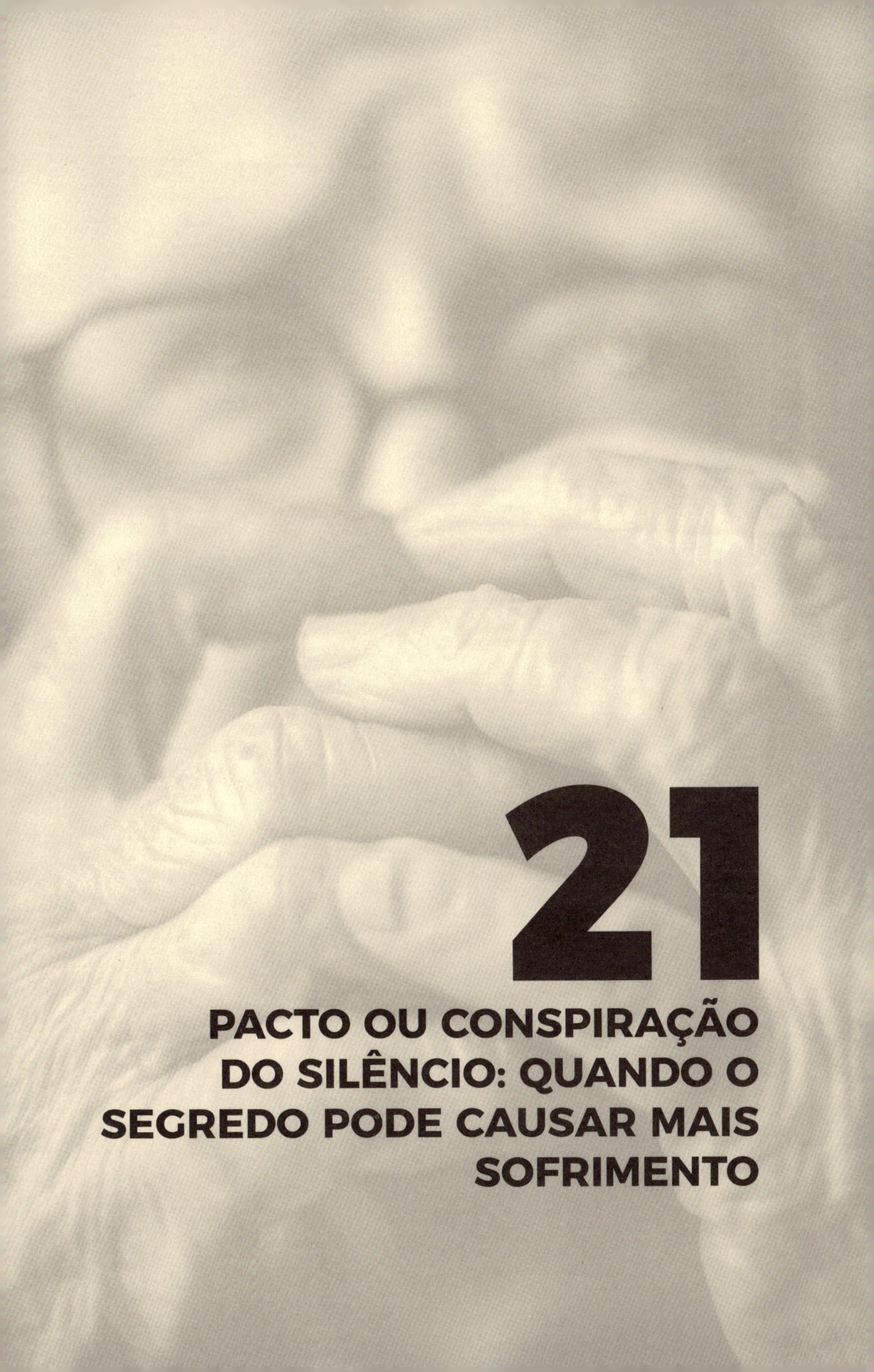

21

PACTO OU CONSPIRAÇÃO DO SILÊNCIO: QUANDO O SEGREDO PODE CAUSAR MAIS SOFRIMENTO

"Será que vale mesmo a pena manter o Pacto do Silêncio por muito tempo?"

Um dos grandes desafios na prática clínica é abordar esse assunto: se devemos ou não revelar à pessoa com demência, em especial o Alzheimer, que ela está com esse quadro. Antes de dar uma resposta definitiva, vou elencar alguns pontos para que tanto familiares quanto colegas possam construir seu próprio pensamento.

Em primeiro lugar, a ética médica nos orienta, de maneira bastante clara, que devemos sempre informar o diagnóstico aos pacientes. É um direito. Dessa forma, em casos iniciais de demência ou de transtorno neurocognitivo leve (que é uma fase anterior ao adoecimento), eu costumo perguntar diretamente à pessoa se ela gostaria de saber ou não. Faço isso geralmente sem combinar com a família, para que não haja ansiedade na consulta e para que todos possam conhecer e respeitar a opinião e a vontade de quem mais importa – o paciente. Isso tem dado bastante certo e previne uma série de complicações futuras.

Outro ponto importante é considerar o que a informação vai causar em quem está com o comprometimento da sua capacidade cognitiva. Em casos nos quais há uma fala muito negativa em relação à hipótese de ter demência, quando há sofrimento relacionado à depressão ou nos estágios mais avançados da demência, podemos, sem contrariar a ética médica e os princípios da bioética, avaliar as vantagens na revelação desse diagnóstico para o paciente. Geralmente, converso com a família e tento usar, quando necessário, expressões mais amenas, como "encolhimento de uma parte do cérebro", "problemas de esquecimento", entre outros termos que não impactam tanto.

Entre os especialistas no cuidado de pessoas e de famílias com Alzheimer, chamamos essa vontade da família em evitar ao máximo falar sobre o diagnóstico de Pacto ou Conspiração do Silêncio. Ele é mais frequente em famílias que estão em negação ou que apresentam grande estigma em relação à doença.

Não é uma obrigação que esse pacto seja combatido, prefiro que ele seja sempre encarado como uma etapa do processo de transformação da família nesse desafio. No entanto, ao persistir por muito tempo, ou quando a revelação do diagnóstico é um pedido do próprio paciente, esse pacto costuma aumentar a ansiedade em todos e prejudica que medidas de cuidado sejam tomadas de maneira mais tranquila, como a diminuição da exposição de riscos, a tomada de medicamentos específicos e, até mesmo, mudança de hábitos em prol de uma cognição melhor.

Pesquisas e consensos já avaliaram o impacto da revelação do diagnóstico. Para a grande maioria das pessoas, receber o diagnóstico não desencadeia sintomas de sofrimento, exceto quando são jovens (menos de 65 anos) e estão ainda na fase muito inicial. A recomendação principal é a de ter bom senso e a aproximação do médico com a família. Na prática, é o que tenho percebido como o caminho positivo e o que tento proporcionar.

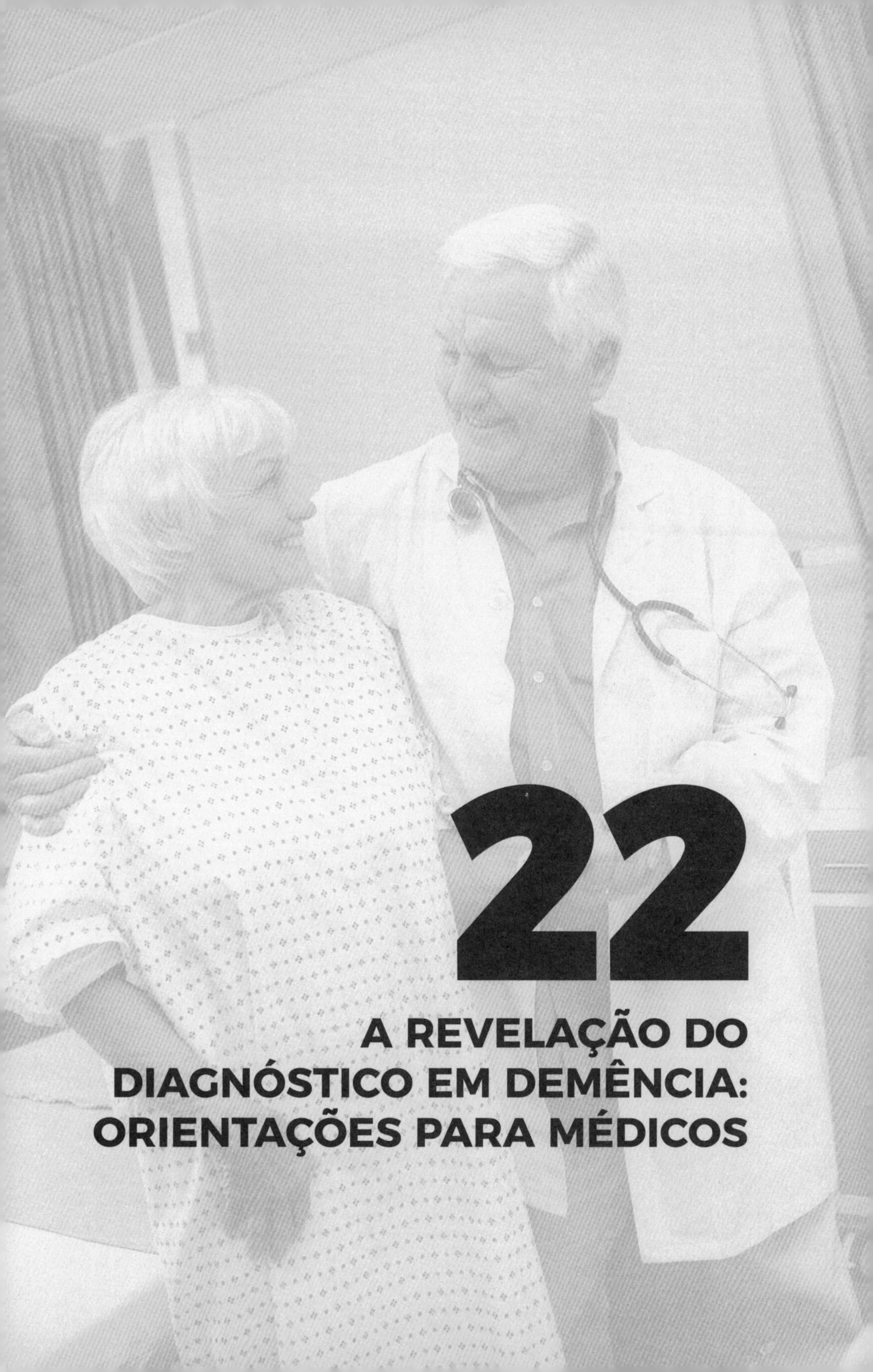

22

A REVELAÇÃO DO DIAGNÓSTICO EM DEMÊNCIA: ORIENTAÇÕES PARA MÉDICOS

> *Cerca de 70% dos casos de demência no Brasil não têm o diagnóstico, em muitos casos, o médico escolhe calar.*

Nem sempre é fácil para o médico revelar o diagnóstico de demência para famílias e, especialmente, para a pessoa diagnosticada. Porém, é errado se omitir dessa responsabilidade, por mais demandante que seja.

No começo de 2024, um importante consenso foi publicado na revista *Neurology*, orientando as melhores práticas para a comunicação do diagnóstico de demência. O documento foi elaborado por médicos, pacientes, familiares e outros especialistas. Entre as orientações finais, o grupo, liderado pela Dra. Melissa Armstrong, concluiu que:

1. Os médicos devem demonstrar compaixão e empatia ao entregar um diagnóstico de demência (nível A).
2. Durante a divulgação do diagnóstico de demência, os médicos devem:
    - perguntar sobre preferências de diagnóstico;
    - promover esperança realista;
    - fornecer estratégias práticas;
    - disponibilizar educação e conexões com recursos de alta qualidade;
    - conectar cuidadores a recursos de apoio;
    - e fornecer resumos escritos dos diagnósticos, plano e recursos relevantes (cada nível B).

Na minha prática, costumo tentar abordar a família em separado e saber quais são as expectativas e os medos. Em casos de pacientes muito jovens com demência na fase inicial, costuma questioná-los diretamente sobre qual a conduta que eles esperam de mim em relação a revelar ou não o diagnóstico caso chegue ao Alzheimer, por exemplo. Essa estratégia costuma funcionar muito bem e traz enorme alívio também para os familiares.

Havendo bom senso, sensibilidade e disponibilidade de tempo e de atenção, acredito que essa abordagem sempre tem tudo para ser positiva. O que tenho a certeza que não é justo é a omissão, pois deixamos a pessoa vulnerável exposta a diversos riscos e não possibilitaremos à família uma melhor compreensão do que está se passando e o que virá em breve.

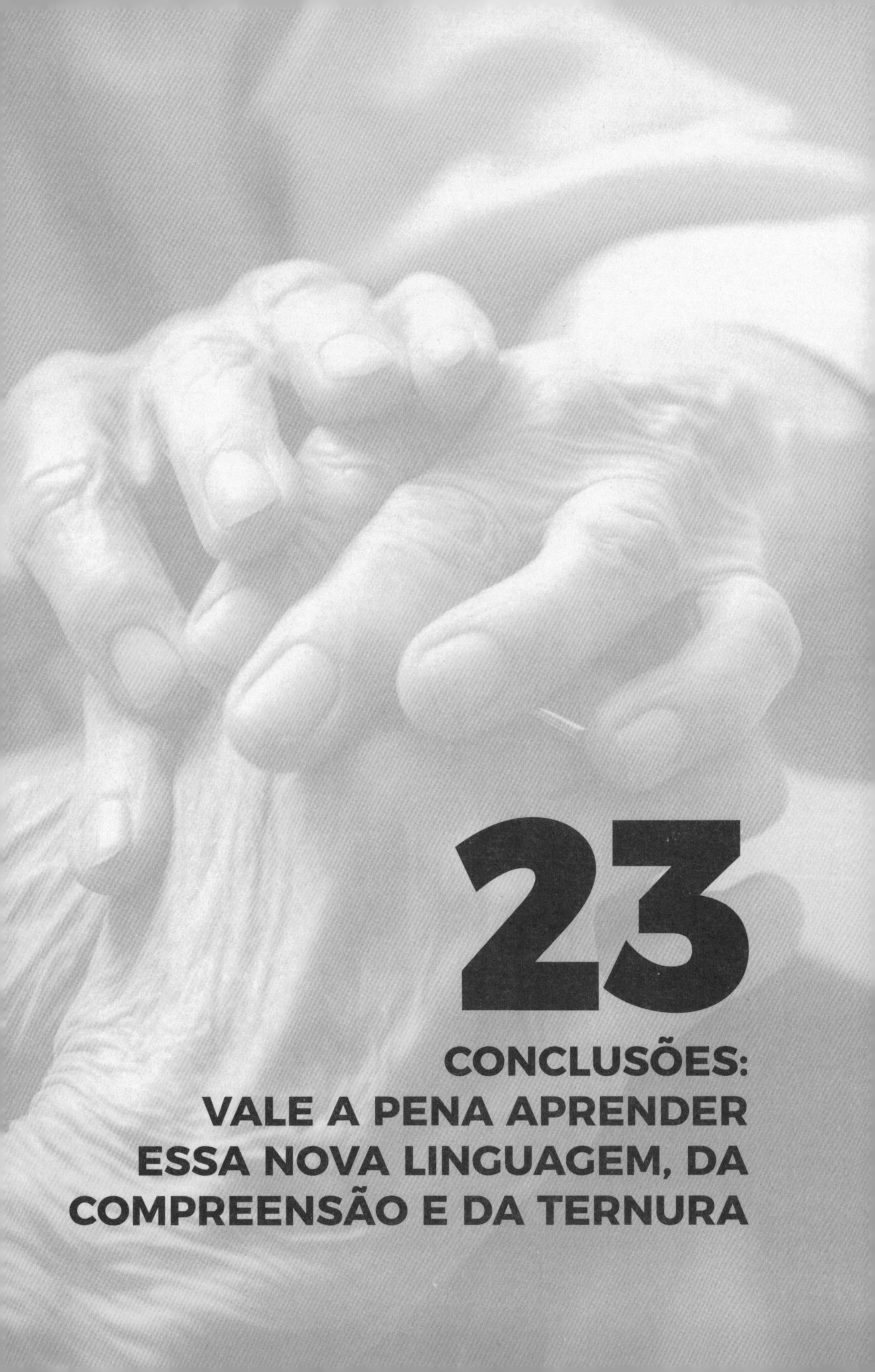

23

CONCLUSÕES: VALE A PENA APRENDER ESSA NOVA LINGUAGEM, DA COMPREENSÃO E DA TERNURA

“Adapte-se à nova linguagem do cuidado: ela é importante para quem vive com demência e também para você.”

Sempre valerá a pena adaptar a forma de se comunicar com seu familiar.

- Entre todos os desafios de cuidar de uma pessoa idosa, em especial com problemas de memória, o de mudar nossa forma de comunicação é um dos mais importantes.
- Estratégias como mudar o foco, falar olhando para os olhos e numa velocidade e num tom adequados e buscar sempre se colocar no lugar do idoso com problemas de memória costumam ser eficazes.
- Tente sempre identificar o que funciona para tentar aprender com a própria rotina de cuidado os atalhos para acertar na comunicação com seu familiar.
- Lembre-se da comunicação adaptada como uma chave para melhorar o bem-estar de seu familiar e evitar que você desenvolva o estresse do cuidador.
- Sempre fique atento aos momentos de crise ou àqueles momentos quando as coisas parecem estar diferentes, que seu familiar não está reagindo como normalmente faz. Muitas vezes, ele pode estar com dor, desconfortos, iniciando um processo inflamatório ou, simplesmente, estar passando por uma situação de confusão extrema, não sabendo onde está ou quem são todas as pessoas ao seu redor.

- Importante: seu familiar idoso com problemas de memória não está agindo dessa forma por vontade própria. Lembre-se da imagem do labirinto e da sua função: ajudá-lo a orientar-se, a se tranquilizar e a executar as tarefas simples do cotidiano.
- Por último, aceite que erros acontecerão, mas, apesar disso, não desista de aprender essa nova forma de se comunicar.

COMUNICAÇÃO ADAPTADA PARA PESSOAS COM DEMÊNCIA

- **Reconheça crises de cuidado**
- **Tente mudar o foco**
- **Busque orientar no tempo e no espaço**
- **Aborde sentimentos**
- **Use a identidade da pessoa**
- **Descubra se você tem estresse do cuidador**
- **Adapte o ritmo da conversa**

GLOSSÁRIO

Cognição – é um conjunto de capacidades mentais que nos permite resolver problemas, relacionarmo-nos com os outros e compreendermos o que se passa ao nosso redor. Essas capacidades são: memória, atenção, função executiva (planejamento e tomada de decisões complexas), linguagem, orientação no tempo e no espaço e capacidade de cálculo.

Linguagem – é a habilidade para codificar ideias e sentimentos em palavras para a comunicação com outra pessoa. A fala é a articulação motora da linguagem falada.

Demência – é um nome dado a um conjunto de doenças caracterizadas pela perda de capacidade funcional em decorrência de dificuldades cognitivas ou sociais. Existem diversas doenças que causam as demências, como o Alzheimer, a demência vascular, a frontotemporal e a doença de Corpos de Lewy, por exemplo.

Doença de Alzheimer – é uma doença neurodegenerativa que leva à perda da capacidade de armazenar memórias recentes, inicialmente, avançando para outras funções com o passar dos anos. É a forma mais comum de demência. Além da memória recente, a linguagem é uma função cognitiva bastante prejudicada e ela pode ser afetada já no começo da doença de Alzheimer.

Fases da demência – didaticamente, dividimos as demências em 3 fases: leve, moderada e avançada. Na fase leve, a pessoa consegue se organizar, realizando grande parte das tarefas que fazia anteriormente; na fase moderada, o impacto da doença fica mais evidente, com a necessidade de cuidado por outras pessoas. Na fase avançada, a pessoa já não consegue mais executar as tarefas mais simples, como a higiene pessoal, por exemplo. Com a progressão da demência, as dificuldades de comunicação se acentuam e novas estratégias precisam ser desenvolvidas.

Apatia – é a principal alteração comportamental na doença de Alzheimer. Quase metade das pessoas apresenta apatia ao longo da jornada da doença. Há a perda da iniciativa para conversas, atividades e, às vezes, um embotamento das emoções que seriam esperadas, ou seja, a pessoa vive num modo "tanto faz". Há uma necessidade de entender a apatia e adaptar a linguagem verbal e não verbal para que o convívio seja agradável e para que não haja frustração ou irritabilidade entre o cuidador-pessoa sob cuidado.

Comunicação não verbal – é toda forma de troca de informações que não envolve diretamente as palavras ditas, como os gestos com as mãos, a posição do corpo, os olhares, o uso de recursos visuais como objetos, fotos e desenhos. Quando queremos passar uma informação ou fazer uma pergunta para pessoas com dificuldades cognitivas, podemos usar esses recursos. Pode-se ir um pouco mais além e considerar o uso de músicas e de aromas como forma de comunicação não verbal com esse público.

Delirium – é uma condição médica na qual ocorre um estado confusional agudo, com uma piora nas funções cognitivas e na funcionalidade, geralmente em decorrência de adoecimento (infecções ou dor, por exemplo). Acontece mais frequentemente em idosos, em especial naqueles com fragilidade.

Estresse do cuidador – é um quadro no qual a pessoa que realiza o cuidado apresenta uma estafa acentuada, com dificuldade em conseguir lidar com suas tarefas e preservar sua saúde. Irritação, cansaço, tristeza, perda de prazer nas atividades do cotidiano e ansiedade podem ser sintomas de estresse do cuidador. Quanto mais estresse tiver o cuidador, pior vai ser sua capacidade de se comunicar de maneira adequada com uma pessoa idosa com problemas cognitivos.

REFERÊNCIAS

Alzheimer's Association. Communication and Alzheimer's. Link:https://www.alz.org/help-support/caregiving/daily-care/communications

Armstrong MJ, et al. Best Practices for Communicating a Diagnosis of Dementia: Results of a Multi-Stakeholder Modified Delphi Consensus Process. Neurol Clin Pract. 2024 Feb;14(1):e200223.

Banovic S, Zunic LJ, Sinanovic O. Communication Difficulties as a Result of Dementia. Mater Sociomed. 2018 Oct;30(3):221-224.

Eggenberger E, Heimerl K, Bennett MI. Communication skills training in dementia care: a systematic review of effectiveness, training content, and didactic methods in different care settings. Int Psychogeriatr. 2013 Mar;25(3):345-58.

NIH National Institute on Aging (NIA), 2017. Alzheimer's Caregiving: Changes in Communication Skills.

Perkins L, Felstead C, Stott J, Spector A. Communication training programmes for informal caregivers of people living with dementia: A systematic review. J Clin Nurs. 2022 Oct;31(19-20):2737-2753.

Scazufca M. Brazilian version of the Burden Interview Scale for the assessment of care in carers of people with mental illnesses. Rev Bras Psiquiatr [Internet]. 2002 [cited 2014 May 01];24(1):12-7.

Site da Associação Brasileira de Alzheimer (ABRAz). "Lidando com os sintomas". Link: https://abraz.org.br/orientacao-a-cuidadores/lidando-com-os-sintomas/

Dedico o livro à filha Antonia, à Claudiane e aos amigos Luis Gomes, Cláudia Rodrigues e Juremir Machado da Silva.

AGRADECIMENTOS

À Elaine Mateus, presidente da FEBRAz, à Cláudia Alves, ao colega geriatra Marco Túlio Cintra, à Bevita Novo Hamburgo e à Editora Sulina pelo incentivo de sempre.

Este livro foi confeccionado especialmente para a
Editora Meridional Ltda.,
em Roboto, 10/16 e
impresso na Gráfica Noschang.